SUPERA EL INSOMNIO EN UNA SEMANA

JASON ELLIS

SUPERA EL INSOMNIO EN UNA SEMANA

Aprende a resolver para siempre tus problemas de sueño

URANO
Argentina – Chile – Colombia – España
Estados Unidos – México – Perú – Uruguay

Título original: *The One-Week Insomnia Cure – Learn to Solve Your Sleep Problems*
Editor original: Vermilion, Penguin Random House UK, London
Traducción: Camila Batlles Vinn

1.ª edición Septiembre 2018

ISBN: 978-84-16720-31-6
E-ISBN: 978-84-17312-05-3
Depósito legal: B-20.716-2018

Fotocomposición: Ediciones Urano, S.A.U.
Impreso por Rodesa, S.A. – Polígono Industrial San Miguel
Parcelas E7-E8 – 31132 Villatuerta (Navarra)

Impreso en España – *Printed in Spain*

Índice

Agradecimientos

He tenido algunos de los mejores mentores del mundo, en un sentido formal e informal, en lo que respecta a la ciencia y la práctica de la medicina conductual del sueño. En particular, y aunque quizá no lo dijera en su momento, les debo más que una profunda gratitud y siempre me sentiré inmensamente agradecido a Simone de Lacy, Derk-Jan Dijk, Annette Sterr, Colin Espie, Michael Perlis, Donn Posner, Charles Morin y Dieter Riemann. Asimismo, he trabajado con extraordinarios colegas en este campo, quienes me han dado más en qué pensar, y de qué escribir, de lo que es humanamente posible: Celyne Bastien (TSC), Michael Grandner, Sean Drummond, Anne Germain, Sara E, Cara Junquist, Kevin Morgan, Julia Newton, Vincent Deary, Wendy Troxel, Malcolm von Schantz, Rob Meadows, Bandana Saini, Janet Cheung, Renata Rhia, Alice Gregory, Jeanne Duffy y Nicola Barclay, entre muchos otros. También están los olvidados, esto es, exalumnos y estudiantes en prácticas quienes, como he dicho incontables veces en multitud de lugares, hacían todo el trabajo mientras yo recorría el mundo hablando de este. En particular, Greg Elder, Rachel Sharman, Zoe Gotts, Umair Akram, Samantha Man, Naomi Hynde, Charlotte Randall y Toby Cushing. Me complace decir que muchos de vosotros, os guste o no, habéis trascendido los límites de mentor, colega o estudiante en prácticas para convertiros en amigos míos. Asimismo, es imprescindible que dé las gracias a mis pacientes, tanto en el ámbito de la investigación como de la clínica. Todos sois dueños, de una forma u otra, de este libro. A través de vuestras historias, vuestras veladas sugerencias o vuestro *feedback* crítico y a la vez constructivo, he aprendido a ser más científico y médico. Quiero también dar las gracias a todo el equipo de Penguin/Random House por la oportunidad de escribir este libro y, en especial, a Sam Jackson, Katy Denny y Emma Owen por su apoyo durante todo el proceso, así como a Jane Birch por hacer que «me pusiera las pilas» desde el punto de vista editorial. Por raro que parezca, también tengo amigos fuera del ámbito de la medicina del sueño que me mantienen «centrado» y que se esfuerzan, con escaso éxito, dicho sea de paso, en que conserve cierto equilibrio entre mi vida y mi trabajo. En ese sentido, siempre estaré agradecido a *Harry* (el hombrecito), Elissa, Luci y David, Brian e Icks, Chris W, Ari y las chicas, Analiza y los chicos, Maz, Phil y Georgie, Ren y Roseanne, Steve y Bill, Stevie, Kay y Bob, Tom y Lukas, Beth y Jeff, Beth y Hilary, Jean y Deb, Barbara y Terri, Sheila y Arthur, Lynne y Harry, Pam y Trevor, Andriy y Hanna, Alex y Rob y Blakey. Gracias también a mis familias, ambas en el Reino Unido y en Estados Unidos, por estar ahí, ¡aunque sea un desastre a la hora de llamar por teléfono! También a Jackie, por tener la casa siempre maravillosamente limpia mientras me ocupo de «asuntos» académicos. Gracias al apoyo conjunto de este enorme grupo de personas, tienes este libro en las manos y yo gozo, al menos eso creo, de una buena salud mental. Por último, para Dean, mi pareja, tú eres «Al Fin»… Con eso está todo dicho.

Mi último agradecimiento es para el insomnio. De no ser por ti, el que fuera un huésped indeseado en mi casa, hace muchos años, no habría emprendido este viaje…

Prólogo

Seré sincero sobre un aspecto de este libro desde el comienzo, lo cual, como observará el lector, es algo que hago con frecuencia: los principios y las técnicas en las que se basa este curso no son míos. He «articulado» la mejor combinación, incluyendo algunas versiones retocadas de mi propio cuño, de lo que creo, he visto y he utilizado al trabajar con personas que padecen insomnio para inducir en ellas el cambio necesario. En este sentido, y en la medida de lo posible, he citado a quien creo que es el autor de esa teoría, método o técnica (aunque yo haya modificado su técnica sin miramientos). También quiero señalar que, aunque haya citado a una persona o grupo de personas en relación con determinada teoría, técnica o método, la mencionada no es la única aportación que esa persona ha hecho, o sigue haciendo, al estudio y la práctica de la medicina conductual del sueño. A través de sus trabajos de investigación, sus enseñanzas y su práctica, cada una de estas personas ha promovido en gran medida el conocimiento, la aceptación y el refinamiento de cursos como este. Dicho esto, la estructura de este curso y los retoques son míos, y he constatado que este enfoque, por más que algunos no estén de acuerdo, es la mejor forma de inducir el cambio que necesitamos para abolir el insomnio a corto plazo e impedir que vuelva a producirse en el futuro. Lo último que deseo decir a este respecto es: aunque entiendo que el título de este libro puede suscitar polémica, estoy convencido de que podemos resolver los síntomas de insomnio de una persona en una semana utilizando las técnicas que propongo aquí. Asimismo, estoy convencido de que podemos impedir que los trastornos del sueño degeneren en insomnio en el futuro. Por tanto, esto es, en esencia, lo que hacemos mediante las estrategias que proponemos aquí, dirigidas a resolver y prevenir este problema.

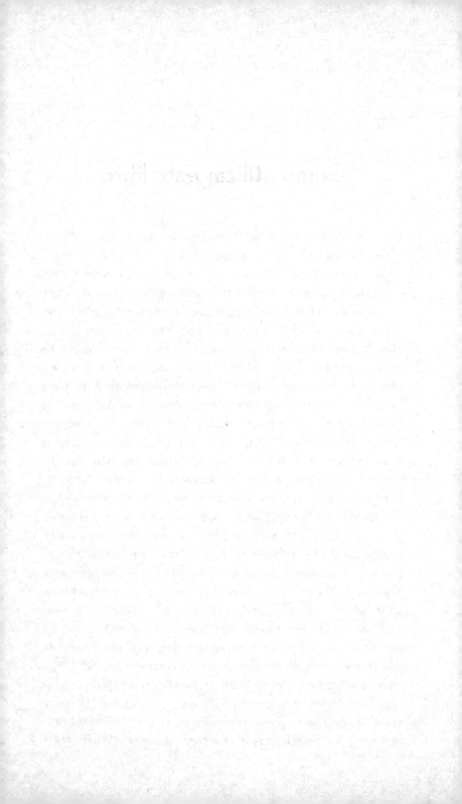

Cómo utilizar este libro

Primera parte

En ella presentaré algunos conceptos que te ayudarán a comprender qué es el sueño y cómo funciona. El objetivo principal de la primera parte consiste en aportar los fundamentos básicos que explican por qué hacemos las cosas que hacemos a lo largo del curso. Empezamos explicando los dos procesos biológicos principales que inciden en cuándo, dónde y cómo dormimos: el homeostato del sueño (la necesidad biológica de dormir) y el ritmo circadiano de sueño/vigilia (el reloj interno del cuerpo). Demostraré cómo las alteraciones del sueño y la mayoría de los problemas del sueño están causados por un desajuste entre el homeostato del sueño, el ritmo circadiano de sueño/vigilia y/o el entorno en el que nos hallamos.

A partir de ahí, examinaremos más de cerca qué es el insomnio y cómo se desarrolla, y repasaremos una serie de preguntas para determinar si padeces insomnio y, en caso afirmativo, si el curso es adecuado para ti. A continuación, introduciré los conceptos relacionados con el sueño de «desvelo condicionado» (los crecientes niveles de alertamiento y pensamientos negativos que tienen las personas con insomnio cuando se disponen a acostarse o entran en el dormitorio) y «activación cortical» (el umbral natural de despertar durante la noche), y cómo estas dos formas de desvelo están relacionadas con la calidad del sueño (cómo te sientes por la mañana dependiendo de cómo has dormido la noche anterior).

Aunque todo esto pueda parecerte quizás un aburrido ejercicio intelectual, la primera sección del libro y, en particular, la información sobre el insomnio (qué es, cómo lo definimos y cómo se desarrolla) son importantes y requieren un detenido examen. Sin embargo, el capítulo siguiente, «¿Soy un candidato para el curso?» (página 74), probablemente sea el más importante. En él, utilizaremos un algoritmo para determinar qué factores debes tener en cuenta antes de iniciar el curso, o si este es adecuado para ti. No debes realizar ninguna parte del curso hasta no haber consultado el algoritmo y, si fuera preciso, realizar unos ajustes necesarios o buscar apoyo o ayuda adicional.

A continuación, hablaremos sobre la preplanificación y la higiene del sueño. El estadio de preplanificación y los consejos sobre higiene del sueño que propongo no están incluidos en la segunda parte, que consiste en el curso de una semana, pero si se llevan a cabo de forma correcta pueden aumentar las probabilidades de éxito y el nivel de mejora que sentirás al completar el curso. Por último, al final de la primera parte hablaremos del diario del sueño previo al curso, que debes completar antes de iniciarlo.

Mi intención es que, cuando termines de leer la primera parte, te hayas hecho una idea clara de si reúnes o no los criterios que permitirían inferir que padeces insomnio, si en estos momentos el curso es adecuado para ti y si es conveniente o no que empieces la segunda parte. Si al finalizar la primera parte resulta que no padeces insomnio o no eres un candidato para el curso en estos momentos, conviene que hables con tu médico de familia (MF) / médico de atención primaria (MAP) o un especialista en medicina conductual del sueño (MCS) sobre tu sueño. Entretanto, te recomiendo que pongas en práctica los consejos sobre higiene del sueño (página 99) y completes un diario del sueño previo al curso (véase página 107). Este diario le será de gran ayuda al MF/MAP o al especialista en MCS a la hora de determinar si tienes problemas de sueño, y la higiene del sueño nos beneficia a todos, tanto si padecemos problemas de sueño como si no. Asimismo, te recomiendo que leas la información sobre otros trastornos del sueño (véase página 77), ya que te dará una idea inicial de qué tipo de problemas de sueño padeces.

ALGUNAS DEFINICIONES

Alteración del sueño, problema de sueño y trastorno del sueño

Quizás observes que a lo largo del libro utilizo los términos «alteración del sueño» y «problema de sueño». Dado que lo hago aposta, te explicaré el motivo. Yo defino una alteración del sueño como un período en que una persona duerme mal durante breve tiempo, en general entre tres noches y dos semanas. Esta definición se basa en que creo que una breve alteración del sueño de una persona, sobre todo en el caso de una alteración causada por un estresor, es biológicamente adaptativa y muy «normal». Más adelante me extenderé en el tema. Utilizo el término «problema de sueño» cuando una persona lleva más de dos semanas durmiendo mal pero aún no sabemos cuál es el problema. Por último, más adelante abordaré de forma más detallada los «trastornos del sueño». En estos casos, la persona no solo lleva más de dos semanas durmiendo mal, sino que hemos identificado el problema o los problemas, basándonos en una evaluación de los principales síntomas que presenta el sujeto en cuestión y el sueño que tiene.

¿Insomne o persona con insomnio?

Yo jamás utilizo el término «insomne», sino que me refiero a «personas con insomnio». Tengo fundados motivos para hacerlo. Detesto el término «insomne». Aunque tengas la sensación de que el insomnio preside tu vida, lo cual es legítimo, el término «insomne» sugiere que el insomnio te define a ti como persona, un concepto que yo rechazo de plano. Es un problema que padeces y que es preciso tratar, pero que no forma parte de tu identidad. A una persona que padece un dolor crónico no la calificamos como «doloromne», de modo que no comprendo por qué el término «insomne» forma parte de nuestro vocabulario.

Segunda parte

Consta de siete componentes principales, que describo brevemente más abajo. La intención es que, salvo que en la primera parte se especifique que no eres un candidato adecuado para el curso (por ejemplo, si no reúnes todos los criterios del insomnio) o que debas realizar algunos ajustes del curso, después de consultar el algoritmo que te proporciono, cada día leas una nueva sección y apliques las técnicas contenidas en ella cada mañana, tarde y noche.

Las técnicas

Día 1 – Reajuste del horario de sueño. Utilizaremos tu diario del sueño previo al curso para crear tu horario de sueño personal para el resto del curso.

Día 2 – Control de estímulos. Buscaremos la forma de romper la asociación entre la rutina antes de acostarse, la cama y tu incapacidad de dormir.

Día 3 – Control cognitivo. Examinaremos la forma de dar por concluida la jornada antes de que te acuestes, a fin de que elimines las preocupaciones y las frustraciones por la noche.

Día 4 – Técnicas de distracción cognitiva. Abordaremos la forma de evitar que tu mente hiperactiva te impida dormir por la noche.

Día 5 – «Descatastrofizar» el sueño. Examinaremos las técnicas que te ayudan a identificar y eliminar los pensamientos no realistas y disfuncionales relacionados con el sueño.

Día 6 – Valoración del sueño y relajación muscular progresiva. Analizaremos la eficacia de las técnicas seguidas previamente en términos de tus síntomas de insomnio y, en caso necesario, empezaremos a reajustar su horario de sueño. Asimismo, examinaremos la principal técnica de relajación que hemos utilizado con personas aquejadas de insomnio.

Día 7 – Mantener el éxito y prevenir una recaída. Aquí abordaremos la forma de gestionar tus éxitos y protegerte contra la posibilidad de padecer otro episodio de insomnio en el futuro.

Terapia cognitivo-conductual para combatir el insomnio (TCC-I)

Todas estas técnicas juntas constituyen la base de la terapia cognitivo-conductual para combatir el insomnio (TCC-I) o, en todo caso, una versión de la misma. ¿De dónde proceden estas técnicas y en qué consiste la TCC-I?

La TCC-I existe desde hace unos treinta años, y los trabajos de investigación sobre los que se creó son mucho más antiguos. En resumen, la TCC-I es el nombre de una serie de técnicas que han demostrado, en distinta medida, ser útiles para personas que padecen insomnio. Estas técnicas han sido propuestas en su conjunto, a mi modo de ver, por una importante razón: porque el insomnio no es igual en todas las personas que lo padecen. Como el lector comprobará más adelante, el insomnio asume numerosas formas y puede complicarse o estar influido por diversas situaciones y circunstancias personales. Así pues, el hecho de proponer estas técnicas juntas, al menos las que sabemos que alivian a las personas con insomnio, tiene como fin ayudar al mayor grupo posible de personas aquejadas de insomnio.

La TCC-I presenta dos aspectos principales: cognitivos y conductuales. Los aspectos cognitivos nos ayudan a resolver todas las preocupaciones, las inquietudes y las ansiedades relacionadas con nuestro insomnio, además de ayudarnos a identificar y resolver los patrones de nuestros pensamientos que, aunque parezcan lógicos y racionales, no nos ayudan y, en algunos casos, pueden promover el insomnio. Los aspectos conductuales de la TCC-I, por otra parte, están dirigidos a identificar y cambiar los hábitos, los rituales y los comportamientos que hemos desarrollado, principalmente en respuesta a tener insomnio, que también pueden promoverlo.

Algunas personas se han quedado atrapadas en el debate de «¿Qué es más importante, lo cognitivo o lo conductual?», pero a mí estas distinciones me parecen bastante artificiales. Si quieres identificar y cambiar conductas que son incompatibles con dormir, debes pensar en la forma más eficaz de conseguirlo; y, si quieres identificar y resolver pensamientos y sentimientos negativos referentes a tu sueño, debes hacer algo al respecto. Lo que sabemos es que, desde los primeros estudios sobre esta combinación de técnicas cognitivas y conductuales, se han llevado a cabo multitud de estudios (más de un centenar hasta la fecha), y hoy en día la TCC-I constituye un tratamiento muy bien definido y respaldado por numerosos ensayos para personas con insomnio, tanto si padecen solo insomnio como si este va acompañado de diversas dolencias y/o circunstancias especiales. De hecho, muchas organizaciones en el mundo relacionadas con la salud y la asistencia sanitaria proponen, con fundados motivos, que la TCC-I debería ser la primera opción para tratar a personas con insomnio.

Después de la primera parte del curso (los componentes de la TCC-I), he incluido un apartado dedicado a otras técnicas útiles (página 182). En él examinaremos otras dos técnicas (intención paradójica y mindfulness para el sueño y el insomnio) que, aunque no forman parte de un curso estándar de TCC-I, han demostrado ser beneficiosas a lo largo de los años para personas con insomnio. Estas técnicas no han sido incluidas para sustituir ninguna sección del curso, sino como ayudas adicionales que puedes probar si lo deseas. Al término de la segunda parte habrás aprendido, e integrado en tu vida, cada una de las técnicas que han sido diseñadas para ayudarte a dormirte más deprisa, permanecer dormido durante la noche y despertarte sintiéndose con más control y descansado.

Tercera parte

En ella presentaré los casos de personas aquejadas de insomnio junto con otra enfermedad, trastorno o dolencia. En esta sección abordaré, cuando sea oportuno, unos tratamientos y unas consideraciones adicionales que pueden serte útiles si padeces otra enfermedad además de insomnio.

Al final del libro he incluido unos consejos de cómo hablar con tu MF/MAP sobre el sueño (véase página 217), y cómo localizar a un buen especialista en MCS (véase página 219).

Lo último que deseo decir, llegados a este punto, es que los conocimientos que aprendas en este libro te servirán toda la vida. Como verás en el apartado de «Día 7 – Mantener el éxito y prevenir una recaída (página 169)», muchos aspectos de este curso, si no todos, te serán muy valiosos a la hora de controlar tu sueño, pese a los problemas a los que te enfrentes, de ahora en adelante.

¿Qué puedo esperar de este libro?

Queda una pregunta antes de que comencemos. ¿Qué puedes esperar de este libro cuando termines de leerlo? Seré sincero contigo respecto a dos cosas. La primera es la posibilidad de que la cantidad de horas que duermes (tu tiempo total de sueño) no aumente mucho cuando termines este curso. La segunda es que no es probable que duermas como lo hacías cuando eras adolescente (a menos que en esa época tuvieras ya problemas, en cuyo caso supongo que no querrás dormir como entonces). Por tanto, no te preocupes.

En términos de tiempo total de sueño, todos recordamos una noche en que apenas pegamos ojo pero a la mañana siguiente nos despertamos sintiéndonos despabilados y descansados. Aquí se trata de obtener una buena calidad de sueño, en contraposición a cantidad de sueño, y esto es lo que pretendemos que consigas cuando termines de leer este libro. Hazte esta pregunta: ¿qué prefiero, 6 horas de un sueño reparador u 8 horas de una mala calidad de sueño? Yo sé cuál sería mi respuesta.

Así pues, voy a pedirte que pongas en práctica las técnicas propuestas en la segunda parte del libro todos los días, con el fin de conseguir dos cosas:

1. Aumentar tu calidad de sueño.
2. Reducir la cantidad de tiempo que pasas desvelado por las noches (el tiempo que tardas en dormirte y/o la cantidad de

tiempo que permaneces despierto durante la noche o a primeras horas de la mañana).

Si tu único objetivo es aumentar las horas de sueño, también lo abordaremos, así como todas las técnicas y las estrategias que utilizarás para alcanzar ese objetivo, pero lo más probable es que el cambio se produzca después de que hayas finalizado el curso. Lo importante es tener en cuenta que primero debemos aumentar tu calidad de sueño y luego dedicarnos a aumentar la cantidad, es decir, las horas de sueño, y eso es algo que requiere tiempo. De lo contrario, acabarás aumentando la cantidad de un sueño de mala calidad.

En cuanto al segundo tema —dormir como un adolescente—, eso, de entrada, es imposible. Lamento decirte que hoy en día no existe ningún producto, pastilla o tratamiento que consiga retrotraerte a esa época de tu vida, al menos por lo que respecta al sueño. Debes decidir cómo quieres dormir de ahora en adelante. Ese debe ser tu objetivo.

PRIMERA PARTE

Los principios del sueño

El sueño y la medicina del sueño

¿Qué es el sueño?

Pasamos más de una tercera parte de nuestra vida durmiendo y, cuando dormimos de manera «normal», solemos dar el sueño por descontado. Sin embargo, pronto comprendemos lo importante que es en nuestro día a día cuando no dormimos bien, aunque solo sea durante un par de noches. Pero ¿qué es el sueño? Si alguna vez tienes ocasión de observar a alguien dormido, cosa que, aunque suene un poco raro, yo hago con frecuencia, te darás cuenta de que una persona dormida presenta tres signos físicos externos:

1. Tiene los ojos cerrados
2. Está acostada
3. Guarda silencio (generalmente)

Estos tres signos, a primera vista, sugieren que el sueño es una actividad pasiva, y durante mucho tiempo eso era lo que se creía. De hecho, no fue hasta la década de los cincuenta del siglo pasado que se descubrió que el sueño no solo no es un fenómeno pasivo, sino que hay dos tipos principales de sueño activo: el sueño de movimientos oculares rápidos, más conocido por sus siglas en inglés, REM, y el sueño no-REM. Posteriores estudios demostraron que el sueño no-REM no consistía en un solo estado, sino que podía describirse, al observar la anchura (velocidad) y la altura (amplitud) de la actividad de las ondas cerebrales, en cuatro fases «distintas»: Fase 1 del sueño – Fase 4 del sueño. El motivo de que haya escrito la palabra «distintas» entre comillas se debe a que, si alguna vez observas el registro de la actividad cerebral cuando una persona duerme —denominado «polisom-nografía, que explicaré más adelante (véase página 56)—, comprobarás que la diferencia entre las fases no siempre es tan clara como cabría suponer, o nos gustaría que fuera, y comporta cierto grado de interpretación subjetiva por una persona capacitada para analizar este tipo de actividad cerebral. No obstante, a partir del momento en que se descubrieron las distintas fases del sueño no-REM, los científicos empezaron a mirar más allá de la descripción de la actividad de dormir para tratar de comprender cómo funciona y por qué nosotros, junto con la mayoría de los seres vivos, aunque no todos, la practicamos.

Proceso C y proceso S

En la década de los ochenta del siglo pasado, el profesor Alexander Borbély, un científico suizo, proporcionó la estructura para comprender cómo se regula el sueño en los humanos. Sugirió que el sueño es un proceso dinámico regulado en gran medida por la interacción entre dos mecanismos internos: el ritmo circadiano y el homeostato del sueño.

El ritmo circadiano, o proceso C, como se conoce también, es, en esencia, el reloj corporal. El ritmo circadiano produce unos ciclos de aproximadamente 24 horas en muchas funciones biológicas, incluyendo la temperatura central del cuerpo, la respuesta inmunológica, la secreción de cortisol (la hormona del estrés) y la digestión. Por ejemplo, nuestra temperatura central del cuerpo es, en la mayoría de las circunstancias «normales», más baja (su punto más frío) a primeras horas de la mañana. Durante la primera parte de la mañana y a lo largo del día nuestra temperatura aumenta de forma paulatina hasta media tarde, cuando alcanza su punto más elevado (más caliente), antes de empezar a descender de nuevo.

Este patrón, aunque puede alterarse en términos del grado de cambio, tiende a repetirse con independencia de cuánto hayamos dormido la noche anterior. Dicho esto, aunque muchos otros ritmos circadianos, como la temperatura corporal central, la secreción de cortisol y la respuesta inmunológica, pueden verse afectados por determinados eventos (por ejemplo, los cambios en la temperatura, el cortisol y la respuesta inmunológica asociados a una infección), la hormona principal que regula el ritmo circadiano de sueño/vigilia permanece en buena parte intacta. Esa hormona es la melatonina (la hormona de la somnolencia).

En resumen, la glándula pineal en el cerebro produce la melatonina y, a medida que la cantidad producida aumenta, sentimos mayor somnolencia. Durante el día los niveles de melatonina son insignificantes, pero a última hora de la tarde empiezan a aumentar (generalmente unas 2 horas antes de acostarnos). Este punto se llama «puerta del sueño» o «zona de inicio del sueño», y la producción de melatonina continúa, alcanzando unas concentraciones más altas a primera hora de la mañana, antes de que empiecen a descender de nuevo.

Sin embargo, aunque cabría suponer que el reloj corporal de sueño/vigilia en los humanos es de 24 horas, que se corresponderían con nuestra jornada, de hecho, en la mayoría de los humanos es algo más largo (unas 24 horas y cuarto), y varía bastante de una persona a otra. Así pues, aunque el proceso C constituye principalmente un mecanismo interno (endógeno), depende en buena medida de factores externos (exógenos) para mantenernos regulados las 24 horas. Después de varios años de investigación, se han identificado tres factores principales que ayudan externamente a regular el sistema circadiano de sueño/vigilia: la luz, la comida y el ejercicio. Por ejemplo, incluso pequeñas cantidades de luz azul por la noche pueden frenar la producción de melatonina, haciendo que nos desvelemos y retrasando potencialmente el inicio de nuestro sueño (el momento de dormirnos). Esto nos ofrece un primer indicio de por qué existe una tasa tan alta de trastornos del sueño en la población general. La dependencia de estos factores externos que contribuyen a regular el ritmo circadiano de sueño/vigilia significa que pueden crear una alteración del sueño, o en todo caso agravar el sueño si su magnitud es insuficiente (por ejemplo, un acceso limitado a la luz natural durante el día) o cuando la exposición a estos factores se produce en momentos inoportunos (por ejemplo, cuando hacemos ejercicio poco antes de acostarnos). La buena noticia es que, si estos tres factores pueden perturbar el ritmo circadiano de sueño/vigilia, o proceso C, también se pueden utilizar, con prudencia, atención y preplanificación para aliviar algunos problemas de sueño, un tema en el que abundaremos en «Higiene del sueño» (página 99), «Otros trastornos del sueño» (página 77), y «Día 7 – Mantener el éxito y prevenir una recaída» (página 169).

Proceso S

El otro mecanismo descrito por el profesor Borbély es el homeostato del sueño (proceso S), que constituye nuestro deseo natural de dormir. Cuando nos despertamos, el deseo de dormir debe ser mínimo. Dicho de otro modo, deberías sentirte despabilado y descansado. A medida que avanza el día, nuestro deseo de dormir debe ir en aumento, hasta alcanzar su nivel máximo por la noche (una de las razones por la que estamos más cansados conforme avanza el día). Si la persona se acuesta cuando el deseo de dormir alcanza su máximo nivel y duerme toda la noche de un tirón, el deseo de dormir debería quedar saciado y el proceso comienza de nuevo a la mañana siguiente. Dicho esto, si el deseo de dormir no queda saciado en ese momento, este deseo (crecientes niveles de somnolencia) continúa hasta que por fin nos dormimos. Si este proceso de creciente somnolencia persiste durante un tiempo, como en el caso de una privación de sueño prolongada (por privación de sueño me refiero, en este caso, a no dormir en absoluto), el sueño puede producirse a veces de modo involuntario, lo que se denomina «microsueño». Cuando se produce un microsueño, la persona se queda dormida de modo involuntario, si bien durante breve tiempo, y su capacidad de prestar atención y reaccionar a su entorno queda reducida, lo cual puede ser peligroso, sobre todo si conduce un coche o hace algo que requiere gran atención o concentración.

Lo más importante para nosotros, en el caso del insomnio, es el escenario en que acumulamos una cantidad limitada de deseo de dormir (conocido también como «presión insuficiente de sueño») cuando llega la hora de acostarnos. La causa principal de una presión insuficiente de sueño a la hora de acostarnos es haber hecho la siesta durante el día, ya que el deseo de dormir queda en parte saciado durante el día y solo empieza a acumularse de nuevo a partir del momento en que finaliza la siesta.

Yo suelo explicar el impacto de hacer la siesta durante el día utilizando la comida como analogía. La necesidad de comer, como la de dormir, está regulada por un mecanismo interno, de forma que cuanto más tiempo pasamos sin comer, más hambre tenemos. En el caso de la comida, solemos comer tres veces al día, mientras que por regla general solo dormimos una vez al día, un hecho que cabe tener presente. Imagina un escenario en que comemos un copioso desayuno sobre las ocho de la mañana. ¿Impactará esto en nuestros niveles de hambre a la hora del almuerzo (sobre el mediodía)? Es probable. A la hora del almuerzo no tendremos mucha hambre y quizá nos saltemos esa comida. ¿Y el impacto que puede tener un desayuno copioso sobre la cena? No incidirá en nuestros niveles de hambre a la hora de la cena, sobre todo si nos hemos saltado el almuerzo o hemos comido un pequeño *snack*. No obstante, digamos que en vez de un desayuno copioso has comido un abundante almuerzo a mediodía (aunque los bufés me encantan, según mi experiencia nos inducen a darnos un atracón). ¿Impactará esto en tus niveles de hambre pongamos que hacia las siete de la tarde? Es probable. No tendrás tanta hambre como tendrías en circunstancias «normales» y no te apetecerá, o no podrás, comer una comida completa.

Lo que hemos demostrado aquí es que la cantidad de comida que consumimos, a distintas horas, puede afectar nuestra capacidad de comer de forma regular. Si trasladamos eso al sueño y decimos que a la hora del almuerzo hacemos una siesta larga (una comida copiosa), ¿podremos conciliar el sueño con facilidad (tomar una comida completa) esa noche? No. Pero llevemos esta analogía más lejos. ¿Y un escenario en el que tomas un tentempié a media mañana? Es probable que esto impacte en tus niveles de hambre a la hora de almorzar, pero no impactará en tus niveles de hambre a la hora de la cena. Pero ¿y si hubieras tomado el tentempié a las seis de la tarde (una hora antes de cenar)? ¿Impactará eso en tus niveles de hambre a la hora de cenar? Desde luego. El deseo de comer habrá quedado saciado antes de que te sientes a la mesa. Trasladado al sueño, incluso el hecho de descabezar un sueño (tomar un tentempié) puede impactar en tu deseo de dormir por la noche, aunque el grado de perturbación que esto puede tener en tu sueño nocturno depende en gran medida de si has descabezado un sueño a primera o última hora de la tarde, es decir, poco antes de acostarte. Así pues, tanto hacer una siesta larga (una comida copiosa) como descabezar un sueño a última hora de la tarde (un tentempié vespertino) reducen el deseo de dormir por la noche y pueden impedirnos conciliar el sueño con facilidad.

Factores ambientales

Como he mencionado antes, los factores ambientales también desempeñan un papel importante en el desarrollo de las alteraciones del sueño, los problemas de sueño o los trastornos del sueño, influyendo en el homeostato del sueño o en el ritmo circadiano de sueño/vigilia. El factor ambiental más común con el que me encuentro en la práctica es el horario laboral de las personas, aunque cualquier actividad (inclusive las actividades sociales) cuya consecuencia sea una oportunidad reducida de dormir, más allá de lo que uno necesita físicamente, o dormir fuera del horario «normal» (por la noche), debe considerarse un factor ambiental.

Debemos tener en cuenta que los factores ambientales no se limitan solo a las cosas que nos impiden irnos a la cama cuando necesitamos hacerlo físicamente, sino que incluyen cualquier actividad que haga que nos despertemos más temprano de lo que necesitamos físicamente. Este es uno de los mayores retos a los que nos enfrentamos en una sociedad que funciona las 24 horas. Con las exigencias que la vida moderna impone sobre nuestro tiempo, junto con los avances tecnológicos e industriales (en particular los avances en iluminación y comunicación), en muchos casos se supone que debemos estar disponibles a todas horas y sacrificar nuestro sueño a fin de satisfacer esas exigencias. Basta con analizar los dichos culturales como «si te duermes, pierdes» o «ya dormiré cuando me muera» para comprobar que refuerzan el criterio de que el sueño es un bien que podemos utilizar como moneda de cambio, en términos de cantidad y tiempo y, por tanto de calidad. Aunque ahora sabemos que este no es el caso y que la cantidad adecuada de sueño de buena calidad puede procurarnos un plus competitivo en muchos aspectos, estos términos, y la filosofía básica del sacrificio, siguen vigentes hoy en día.

Entre otras influencias ambientales cabe citar las personas con las que compartimos la cama, el tráfico, el ruido y la luz de las farolas por la noche. De hecho, cualquier cosa de nuestro mundo externo capaz de incidir en el hecho de que obtengamos la cantidad de sueño de buena calidad que necesitamos, mediante el homeostato del sueño o el ritmo circadiano de sueño/vigilia, puede considerarse una influencia ambiental. Así pues, los factores ambientales pueden perturbar el sueño con facilidad reduciendo nuestra oportunidad de dormirnos o permanecer dormidos cuando nuestro cuerpo lo desea o necesita.

Alondras y búhos

Llegados a este punto, merece la pena comentar las diferencias individuales en los tiempos del ritmo circadiano de sueño/vigilia. Aquí, nos referimos principalmente a los «cronotipos». Quizás hayas oído a alguien describirse a sí mismo como un tipo matutino o madrugador (alondra) o un tipo nocturno o trasnochador (búho), aunque la mayoría de nosotros ocupamos un lugar en el centro (tipos intermedios). El cronotipo consiste en una diferencia individual en los tiempos del ritmo circadiano sueño/vigilia que se traduce, en un sentido conductual, en nuestras preferencias y niveles de productividad en distintos momentos del día. Los tipos matutinos prefieren hacer cosas, en particular las más complicadas, a primera hora del día, mientras que los tipos nocturnos son más productivos a última hora del día. Por otra parte, como cabe suponer, los tipos matutinos prefieren acostarse temprano, mientras que los tipos nocturnos prefieren hacerlo más tarde. Con respecto al insomnio, está demostrado que ser un tipo nocturno nos predispone más a desarrollar insomnio, posiblemente debido al desajuste entre nuestra preferencia biológica de acostarnos tarde y levantarnos tarde y las responsabilidades asociadas a nuestro mundo social (como tener que levantarnos más temprano de lo que querríamos para ir al colegio o a trabajar). El grado de desajuste que existe entre nuestra preferencia biológica y la hora a la que nos acostamos o nos levantamos, debido a las exigencias de nuestro día a día, constituye nuestro nivel de «*jet lag* social», esto es, nuestro nivel de desfase horario social. Dicho esto, en los tipos nocturnos también se han observado asociaciones entre trasnochar y horarios irregulares de sueño, una duración más corta de sueño, menos actividad física y mayor consumo de alcohol, cafeína y tabaco, lo que puede incrementar también nuestra vulnerabilidad a desarrollar insomnio. Por tanto, es posible que la influencia de la nocturnidad sobre la conducta, los elevados niveles de *jet lag* social que experimentan o una combinación de ambos factores sea lo que hace que los búhos sean más vulnerables a desarrollar insomnio que las alondras.

Parejas

Otro de los problemas referentes a los cronotipos y el insomnio, y el motivo de que me detenga a comentarlo aquí, es debido a nuestras parejas. Si un miembro de la pareja es un tipo muy madrugador y el otro un tipo muy trasnochador, esta disparidad en la preferencia biológica de la pareja a la hora de acostarse y de despertarse crea a veces una alteración del sueño que, si no se resuelve, puede desembocar en una forma de insomnio. Lo he visto en más de una ocasión, especialmente en parejas recién formadas cuando deciden pasar más de una o dos noches a la semana juntos. Antes de que eso ocurra, según he podido comprobar, «viven» con esta disparidad y regresan a su «preferencia normal de sueño» las noches en que no duermen juntos.

Sin embargo, cuando empiezan a dormir juntos de modo permanente, uno de los dos querrá acostarse a una hora razonablemente temprana (la persona matutina), mientras que el otro no estará cansado a esa hora (la persona nocturna). Si ambos se acuestan a la misma hora (en este caso, digamos que temprano), como hacen muchas parejas, la persona nocturna tendrá más dificultad en dormirse y es posible que desarrolle un problema persistente a la hora de dormirse.

En estas ocasiones comento a la pareja la posibilidad de dedicar un rato a «achucharse» en la cama. Sé que suena un poco tonto (en esos momentos no se me ocurrió otra forma de expresarlo), pero lo cierto es que resulta eficaz, no solo para resolver el tema del sueño de ambas partes, sino para mejorar su relación. En este caso, la pareja fija una hora para irse a la cama, en general adaptada a las necesidades de la persona matutina, y ambos se acuestan y se achuchan durante un rato. La persona nocturna no debe acostarse con la intención de conciliar el sueño durante ese rato, sino solo de permanecer junto a su pareja. En cuanto al tiempo que debe durar el rato dedicado a achucharse, lo aconsejable es entre 15 y 20 minutos.

La interacción entre el proceso C y el proceso S

Lo que debemos tener en cuenta aquí es que, aunque el ritmo circadiano de sueño/vigilia funciona en gran medida con independencia de la cantidad de sueño que obtenemos, el deseo de dormir sigue acumulándose hasta que nos dormimos, tras lo cual se inicia de nuevo. Así pues, si todo va bien, durante el día tu cuerpo produce cortisol (y suprime la melatonina) para mantenerlo despierto y atento, sin que sienta ningún deseo, o escaso, de dormir. Durante la tarde, la producción de melatonina suele coincidir con un deseo de dormir lo bastante intenso como para crear lo que llamamos una «ventana de sueño» (un período de tiempo en que es probable que duermas), en que el sueño se convierte muy pronto en la respuesta deseada. Si te saltas esa ventana, como suele ocurrir cuando andamos faltos de sueño (el deseo de dormir persiste, pero has dejado de producir melatonina y has empezado a producir cortisol), es menos probable que te duermas; y a la inversa (si produces gran cantidad de melatonina pero no sientes deseos de dormir, como cuando echas una siestecita a última hora del día).

En resumen, la desregulación del proceso C o el proceso S (motivada internamente por un cambio en la fisiología o motivada externamente por el entorno) tiene la capacidad de crear una alteración del sueño que, si no se subsana al cabo de un tiempo, puede desembocar en un problema de sueño. Por otra parte, dado que el proceso C y el proceso S trabajan principalmente de forma sincronizada durante las 24 horas del día, un marcado desajuste entre ambos puede crear también un problema de sueño (por ejemplo, el *jet lag* que asociamos con viajar en avión se debe a un rápido y marcado desajuste que se crea entre el proceso C y el proceso S y el entorno).

Por consiguiente, una de las primeras preguntas que un especialista en medicina conductual del sueño hace a un paciente es cómo se siente por las mañanas. Si se siente descansado significa que la interacción entre el proceso C y el proceso S funciona bien, pero si el paciente responde que se siente cansado, somnoliento e irritable, es señal de que no obtiene una cantidad suficiente de sueño de buena calidad, que por regla general tiene que ver con el proceso C, el proceso S o la interacción, o falta de interacción, entre ambos.

Sueño normal

Como ya he dicho, y contrariamente a lo que se creía antes, el sueño es un proceso muy activo. Cuando nos preparamos para irnos a la cama, la actividad cerebral se ralentiza pero no se detiene del todo, ya que algunas partes del cerebro permanecen activas durante toda la noche, mientras que otras son menos activas (la actividad desminuye) o más activas (la actividad aumenta) durante los distintos estadios del sueño.

¿Cómo funciona el proceso del sueño?

Cuando nos vamos a la cama (suponiendo que duermas en una cama, como prefiero hacer yo), al poco rato deberíamos entrar en la fase 1 del sueño. La fase 1 del sueño consiste en esa cálida sensación que experimentamos cuando aún estamos despiertos, pero sentimos que nuestra mente y nuestro cuerpo se ralentizan al mismo tiempo que entramos y salimos del sueño. En estos momentos te despiertas con facilidad, y si te preguntan, probablemente dirás que estabas despierto.

Conforme avanza la noche (suponiendo que duermas de noche, lo que sin duda es preferible), pasas de la fase 1 a la fase 2 del sueño, un sueño más profundo, al menos comparado con permanecer despierto o en la fase 1 del sueño. Durante la transición de la fase 1 a la fase 2 del sueño, es normal experimentar lo que se denomina «sacudida hípnica» o «mioclonía del sueño», que puede ir acompañada, o no, de una alucinación visual. La sacudida hípnica suele producirse porque los músculos se contraen con gran rapidez, produciéndole a uno la sensación de caerse. Algunas personas lo describen como la sensación que tenemos cuando bajamos una escalera y no nos percatamos de que queda un último escalón y damos un traspié, o cuando bajamos de la acera demasiado deprisa. La mayoría de las personas solo experimentan una sacudida hípnica una vez, suponiendo que suceda, y es normal y natural, aunque resulta desconcertante para quien lo experimenta y puede ser molesto para su pareja. Si se produce en más de una ocasión cuando estás a punto de conciliar el sueño, o si la sacudida es lo bastante potente como para mantenerte desvelado, conviene que consultes con un especialista en medicina conductual del sueño, para que te ayude a resolver el problema.

Si todo va bien durante la transición de vigilia a sueño, a partir de ese momento empieza a consolidarse el período de la fase 2 del sueño. Aunque se considera una forma de «sueño ligero», la fase 2 del sueño se caracteriza por la disminución de la actividad cerebral, comparada con la fase 1, con picos ocasionales, conocidos como «complejos K», y breves etapas de rápida actividad, conocidas como «los husos del sueño». Aunque los complejos K y los husos del sueño pueden observarse en las últimas fases del sueño —las fases 3 y 4—, empiezan durante, y se utilizan para definir, el inicio de la fase 2 del sueño. Después de la fase 2 del sueño, la persona entra de forma progresiva en las fases 3 y 4 del sueño, conocidas colectivamente como sueño de ondas lentas, o sueño profundo.

Nuestra actividad cerebral se enlentece más, pero la altura (amplitud) de nuestras ondas cerebrales aumenta. Es difícil despertar a alguien del sueño de ondas lentas y, en caso de que se despierte, la persona dirá que estaba dormida. De nuevo, si todo va bien y tras un período consolidado de sueño de ondas lentas, la persona regresa a la fase 2 y a la fase 1 del sueño respectivamente. Al parecer, el motivo de que pasemos de un sueño profundo a unas fases de sueño más ligero es consecuencia de nuestra evolución como especie. Algunos expertos sugieren que, aunque estemos físicamente dormidos durante esos períodos de sueño ligero, permanecemos atentos a nuestro entorno por si oímos un ruido sospechoso a fin de asegurarnos de que podemos seguir durmiendo sin sufrir ningún percance. Esto tiene sentido, puesto que sería una imprudencia sumirnos en un sueño profundo, durante el cual estamos menos receptivos, si un tigre de dientes de sable u otro depredador irrumpiera en nuestra cueva.

Después de este período de sueño ligero comienza el primer período consolidado de sueño de movimientos oculares rápidos (REM). Curiosamente, durante el sueño REM nuestros patrones de ondas cerebrales son muy similares a los que aparecen cuando estamos despiertos. Durante el sueño REM, nuestro ritmo cardíaco se acelera y la presión sanguínea aumenta, en comparación con otras fases de sueño, y observamos también una respiración rápida y superficial, que a primera vista puede parecer trabajosa, pero que es normal. Durante esta fase el cuerpo suele estar en un estado de completa parálisis y es cuando se producen la mayoría de nuestros sueños.

Todo este proceso, desde la fase 1 del sueño hasta el sueño REM, dura entre 90 y 100 minutos (conocido como un ciclo de sueño completo), y cuando finaliza, el siguiente ciclo pone de nuevo en marcha el proceso, si bien con cantidades muy pequeñas de sueño de la fase 1. Aunque durante el resto de la noche (esto es, sin incluir el primer ciclo de sueño) el sueño de la fase 1 y la fase 2 no suele variar mucho en términos de duración, durante la primera parte de la noche maximizamos grandes períodos consolidados de sueño de ondas lentas y posteriormente, conforme avanza la noche, la duración de esos períodos de sueño de ondas lentas se hacen más cortos y son sustituidos por períodos consolidados más largos de sueño REM. Así pues, es más probable que por la mañana uno se despierte del sueño REM, y por consiguiente de un sueño que haya tenido, que del sueño de ondas lentas. El diagrama que aparece debajo muestra las diferentes fases de sueño que se producen durante una noche típica.

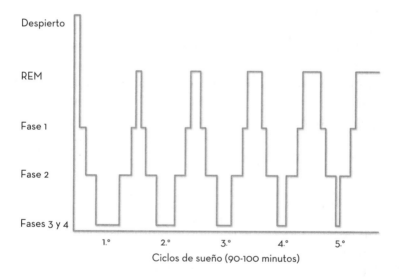

Ciclos de sueño (90-100 minutos)

Sabemos que obtener la cantidad de sueño adecuada es importante para nuestro desarrollo, crecimiento y reparación, y que aporta beneficios en términos de nuestra función mental y física, pero ¿cuáles son los beneficios en términos de cada fase del sueño? Aunque podemos examinar cada fase con más detenimiento para ver la singular contribución que cada una hace a nuestra salud y bienestar, aún queda mucho que investigar al respecto, por lo que debemos proceder con prudencia y abstenernos de hacer demasiadas generalizaciones.

En cuanto a la fase 1 del sueño, creemos que no tiene una influencia directa en la salud y el bienestar, sino que es un período de tiempo que ocurre entre el sueño y la vigilia durante la noche y, como he dicho, nos permite estar atentos a nuestro entorno para asegurarnos de que no corremos ningún peligro. Este es probablemente el motivo de que la fase 1 ocupe una cantidad muy pequeña de todo el tiempo que permanecemos dormidos, al menos en los dormidores «normales» (generalmente menos del 5% de toda la noche).

En los dormidores «normales», la fase 2 ocupa aproximadamente la mitad de la noche, y durante mucho tiempo no conocíamos su verdadero propósito. Unos estudios recientes indican que la fase 2 del sueño, y en particular el complejo K y el huso del sueño, pueden tener funciones muy importantes: proteger el sueño profundo (por ejemplo, manteniendo el cerebro «dormido» cuando no se produce ningún ruido externo sospechoso), regulando los alertamientos relacionados con el sueño (impidiendo que las transiciones del fin de un ciclo de sueño al inicio del otro nos despierten), revisando lo que ha sucedido y qué hemos aprendido hoy y preparando nuestra memoria para que más tarde se consolide en una memoria a largo plazo.

Los beneficios del sueño de ondas lentas

Las fases del sueño de ondas lentas ocupan, juntas, entre el 13 y el 23% de toda la noche, aunque existen ciertas diferencias de sexo (las mujeres jóvenes suelen tener más sueño de ondas lentas que los hombres jóvenes) y cambios relacionados con la edad (la cantidad de sueño de ondas lentas que obtenemos disminuye a partir de los primeros años de la edad adulta hasta la madurez), con respecto a la cantidad de sueño de ondas lentas que obtenemos. Así pues, ¿qué beneficios nos reporta el sueño de ondas lentas? Los resultados de unos estudios en los que el sueño de ondas lentas había sido manipulado (reducido o eliminado por completo), o en circunstancias en que el sueño de ondas lentas disminuye de forma natural, como en el caso de algunas enfermedades o medicaciones, indican que el sueño de ondas lentas protege, rejuvenece y revitaliza nuestro cuerpo físico. En particular, durante el sueño de ondas lentas producimos la hormona del crecimiento, que es vital para el crecimiento y desarrollo en los adolescentes, y nos ayuda a reparar el daño que sufren nuestros tejidos y músculos a medida que envejecemos. Es interesante destacar que estudios recientes indican que el sueño de ondas lentas está involucrado en la consolidación de las memorias declarativas. Las memorias declarativas son aquellas que almacenamos y podemos evocar, o «declarar»; por ejemplo: «Sé que "x" señala el lugar». Esto tiene sentido, puesto que uno de los propósitos de la fase 2 del sueño es revisar lo que hemos aprendido hoy, preparándolo para la consolidación de la memoria a largo plazo.

REM

Constituye aproximadamente entre el 20 y el 25% de nuestro sueño nocturno. Se suele asociar el sueño REM con soñar (aunque sabemos que también podemos estar en un sueño no-REM y soñar) y con la consolidación de la memoria procedimental a largo plazo, la memoria que sabe cómo hacer cosas: por ejemplo, sé cómo encender un fuego. Dicho esto, nuevos estudios han demostrado también un importante beneficio adicional del sueño REM: durante este tiempo eliminamos nuestras toxinas del cerebro.

Todo indica que casi todos, si no todos, los diferentes estadios del sueño son esenciales para un equilibrio holístico entre la mente y el cuerpo en términos de calidad de sueño y su impacto en nuestra salud y bienestar.

Quizás hayas observado que utilizo con frecuencia la palabra «consolidado», aquí y a lo largo del libro, cuando me refiero al sueño y a la salud. El motivo es que es importante tener unos períodos consolidados de cada fase del sueño, en especial el sueño de ondas lentas y el sueño REM, a fin de obtener un sueño de buena calidad. La alteración de un ciclo de sueño implica que el estadio de sueño en el que te hallabas se ha fragmentado y requiere un tiempo para regresar a ese estadio de sueño, suponiendo que lo consigas. En esencia, esto significa que existe una diferencia cualitativa entre 7 horas de sueño ininterrumpido y la misma cantidad de sueño fragmentado, lo que se refleja en lo descansado que te sientas por la mañana. Por esto hago hincapié en la necesidad de mejorar la calidad de sueño antes de que aumentemos la cantidad de sueño.

¿Cuántas horas de sueño necesito?

Los medios de comunicación suelen decir que el adulto medio necesita dormir unas 8 horas por la noche, aunque supongo que sabrás que se barajan otras cifras, como 7 horas o 7 horas y media. Antes de preocuparnos o disgustarnos porque no dormimos exactamente 8 horas, en primer lugar debemos tener presente que estas cifras se basan en promedios. Pensemos, por ejemplo, que la talla media de zapatos en Estados Unidos es la 44,5 para hombres y la 39 para mujeres. Si fabricásemos solo zapatos de esas tallas, muchas personas andarían descalzas.

Aquí, debemos tener en cuenta las diferencias individuales en la cantidad de sueño que necesitamos. Algunos necesitamos dormir más y otros, menos. En cuanto al tema de las 8 horas de sueño, la National Sleep Foundation (NSF) publicó en 2015 unas pautas sobre la cantidad óptima de sueño que necesitamos, de acuerdo con la categoría de edad, que yo he adaptado y muestro más abajo. Como puede verse, no hay un número definitivo de horas que necesitamos dormir en un momento dado de nuestra vida. Lo que la NSF propone son unos parámetros «recomendados», «potencialmente adecuados» y «no recomendados», al igual que utilizamos unos parámetros para calcular nuestro índice de masa corporal. En línea con la NSF, yo suelo hablar de unos parámetros de sueño necesario de 6 a 11 horas para adultos jóvenes (entre 18 y 25 años), de 6 a 10 horas para adultos (entre 26 y 64 años) y de 5 a 9 horas para adultos mayores (a partir de los 65 años). Si un paciente me dice que duerme una cantidad de horas que no se corresponde con estos parámetros, lo interpreto como una señal de alarma e investigo el caso a fondo, aunque no necesariamente en busca de síntomas de insomnio.

Horas de sueño recomendadas (sombreado oscuro) y posiblemente recomendadas (sombreado claro)

EDAD	NO RECOMENDADO	1	2	3	4	5	6	7	8	9	10	11	12	13	14	15	16	17	18	19	20	21	22	23	24
Recién nacido 0-3 meses	Menos de 11 horas																								
	Más de 19 horas																								
Bebé 4-11 meses	Menos de 10 horas																								
	Más de 18 horas																								
Niño pequeño 1-2 años	Menos de 9 horas																								
	Más de 16 horas																								
Preescolar 3-5 años	Menos de 8 horas																								
	Más de 14 horas																								
Edad escolar 6-13 años	Menos de 7 horas																								
	Más de 12 horas																								
Adolescente 14-17 años	Menos de 7 horas																								
	Más de 11 horas																								
Adulto joven 18-25 años	Menos de 6 horas																								
	Más de 11 horas																								
Adulto 26-64 años	Menos de 6 horas																								
	Más de 10 horas																								
Adulto mayor A partir de 65 años	Menos de 5 horas																								
	Más de 9 horas																								

¿Es importante averiguar cuántas horas de sueño necesitas como individuo? Desde luego, ya que el exceso o la falta de sueño a la larga puede perjudicar tu salud y bienestar. La prueba más efectiva para determinar si duermes la cantidad de horas que necesitas consiste en preguntarte cómo te sientes por la mañana, entre 20 y 40 minutos después de despertarte. Si te sientes cansado, somnoliento o tienes la cabeza espesa, es probable que tengas un problema con la calidad, la cantidad o el horario de sueño, lo que requiere ser investigado.

Determinar cuántas horas de sueño necesitas

Aunque nuestra sensación de estar cansados por la mañana nos indica que no obtenemos la suficiente cantidad de sueño de buena calidad o que nuestro horario de sueño no es el adecuado, en realidad no nos ayuda a averiguar cuántas horas de sueño necesitamos. Existe un sistema por medio del cual puedes tratar de determinar la cantidad de horas de sueño que necesitas sin utilizar muchos aparatos ni un especialista, pero NO te recomiendo que lo pruebes mientras sigues el curso sino más adelante, cuando hayas resuelto tu problema y duermas mejor. La mejor forma de hacerlo, que yo conozco, es dedicarle una semana de tu vida, aunque sé que eso no es fácil. Dicho de otro modo, no debe haber ninguna distracción que te obligue a acostarte o levantarte a una hora determinada (por ejemplo, niños, trabajo, compromisos, hábitos, mascotas, despertadores).

Durante una semana, escucha tu cuerpo y acuéstate y levántate a la hora que te apetezca todos los días. Esto es, acuéstate cuando tengas sueño y levántate cuando te despiertes de forma natural. Durante esa semana, debes tomar nota de las horas que duermes cada noche. La clave consiste en examinar las tres últimas noches que has anotado. Calcula el promedio de esas tres noches, lo que te dará una buena indicación de cuánto sueño necesitas, como individuo, en estos momentos. Por ejemplo, si he dormido 7 horas y media la quinta noche, 7 horas la sexta noche y 7 horas y cuarto la séptima noche, el promedio de sueño que necesito es de 7 horas y cuarto.

¿Por qué las tres últimas noches? Durante las cuatro primeras noches del «experimento», te aclimatas a esta nueva rutina y, al mismo tiempo, eliminas cualquier deuda de sueño preexistente o *jet lag* social. Así, las cuatro primeras noches no son representativas de tus necesidades reales de sueño, mientras que las tres últimas constituyen una valoración más precisa. Recuerda que el número solo es indicativo de la cantidad de sueño que necesitas en estos momentos de tu vida.

Esto me lleva a un breve comentario sobre los cambios relacionados con la edad respecto de las necesidades de sueño. Como hemos visto por las recomendaciones de la NSF, se producen ciertos cambios importantes en la cantidad de sueño que necesitamos a lo largo de nuestra vida. Pero ¿cuál es el motivo? Los bebés recién nacidos, los niños pequeños, los niños en edad escolar y los adolescentes necesitan más sueño que los adultos, y desde luego más sueño de ondas lentas y REM, para que les ayude a crecer y desarrollarse física y mentalmente. Lo que vemos, sin embargo, es que las necesidades de sueño no suelen variar mucho cuando alcanzamos la edad adulta o a medida que envejecemos.

Dicho esto, hay varios factores que pueden hacer que la cantidad, la calidad y el horario de sueño sean un problema en los adultos mayores. Principalmente, la eficacia tanto del ritmo circadiano de sueño/vigilia como del homeostato del sueño puede disminuir en los adultos mayores y, por consiguiente, producimos menos melatonina y tenemos menos períodos de sueño consolidado (más fragmentación de sueño). Por otra parte, la cantidad de cada estadio del sueño (la arquitectura del sueño) cambia con el envejecimiento normal, y los adultos mayores pasan más tiempo en los estadios de sueño más ligero que en los de sueño de ondas lentas o REM. Asimismo, los adultos mayores suelen acostarse más temprano, se despiertan temprano por la mañana y hacen la siesta durante el día, aunque las razones de esto no las conocemos bien, y puede ser una combinación de cambios físicos y mecanismos del sueño, que acabo de mencionar, y cambios en las circunstancias ambientales (por ejemplo, la jubilación). Lo que sí sabemos es que, conforme nos hacemos mayores, un gran número de adultos mayores se convierten en personas matutinas (alondras). En esencia, parece, al menos a primera vista, que los adultos mayores necesitan aproximadamente la misma cantidad de sueño que los adultos jóvenes, pero son más vulnerables a desarrollar problemas de sueño, como insomnio, debido a un elevado número de estos cambios normales en su fisiología del sueño. Uno de los problemas principales en los adultos mayores es el aumento de la tasa de enfermedades y medicación, que puede impactar en la cantidad y la calidad de sueño que obtienen.

¿Cuáles son las consecuencias de un exceso o una falta de sueño?

He mencionado la deuda de sueño, que todos tenemos en mayor o menor medida. Cuando hablamos de «la deuda de sueño» nos referimos a la brecha que se produce entre la cantidad de sueño que necesitamos y la que obtenemos, al margen de las causas. La dificultad que se plantea aquí es que, aunque una deuda de sueño puede liquidarse al cabo del tiempo mediante una prudente planificación, muchos seguimos acumulando una deuda de sueño y olvidamos en qué consiste un sueño de buena calidad. O bien tratamos de liquidar toda nuestra deuda de sueño durante el fin de semana, lo cual puede alterar la relación entre el homeostato del sueño y el ritmo circadiano de sueño/vigilia cuando llega al lunes. Pero ¿es la deuda de sueño un problema? Las consecuencias de dormir poco se han convertido en un tema de actualidad muy aireado en los medios de comunicación recientemente, y los estudios sugieren que las personas que no duermen lo suficiente a la larga suelen enfermar. Asimismo, se ha observado una relación entre las duraciones de sueño más cortas y enfermedades como diabetes, enfermedades cardíacas, hipertensión, depresión, obesidad y algunos cánceres.

¿Dormir demasiado puede ser también perjudicial? La respuesta, aunque menos estudiada que la privación de sueño, parece ser afirmativa. También se ha observado una relación entre las duraciones de sueño más largas y algunas enfermedades, similares a muchas de las asociadas a las duraciones de sueño más cortas (por ejemplo, diabetes, enfermedades cardíacas, depresión, obesidad y dolor de espalda). ¿Eso, a qué se debe? Existen dos vías mediante las cuales creemos que el exceso de sueño o la privación de sueño pueden incidir en nuestra salud: una vía directa y una vía indirecta.

En la vía directa, las hormonas que regulan nuestra respuesta al estrés (cortisol), la sensación de hambre y la sensación de estar lleno (grelina y leptina) y nuestra capacidad de reparar y responder a las enfermedades (respuesta inmunitaria innata) sufren un desajuste cuando dormimos más o menos de lo que necesitamos. A la larga, estos desajustes, y los intentos de nuestro cuerpo por corregirlos, nos hacen más susceptibles a enfermar. Ciertamente, sabemos que la privación de sueño suele inducirnos a comer tentempiés con un alto contenido en grasas, azúcares y carbohidratos, especialmente por la tarde. La vía indirecta indica que el exceso y la privación de sueño impactan en nuestro estado de ánimo y nuestra facultad de tomar decisiones, haciendo que nos decantemos por unas elecciones poco saludables (mayor sedentarismo, mayor consumo de alcohol, mayor ingesta de comida), que a la larga pueden conducir a diversos trastornos y enfermedades.

Dicho esto, conviene recordar que muchos de estos estudios no han podido determinar si es la enfermedad la que influye en la duración de nuestro sueño o si es el hecho de dormir más o menos lo que incide en nuestra salud. La clave aquí consiste en tener presente, en especial cuando oímos los informes que difunden los medios de comunicación sobre estudios que muestran los daños que un exceso o una falta de sueño pueden causar, que en muchos casos se refieren a estudios que utilizan la privación de sueño (manteniendo a personas despiertas a modo de experimento) o la extensión del sueño (manteniendo a personas en la cama) para demostrar estos vínculos. La privación de sueño y la expansión de sueño no son lo mismo que el insomnio. Ciertamente, estos conceptos están ligados en la medida en que la privación de sueño y el insomnio se centran en una cantidad de sueño menor de lo que consideramos «típico» o «normal», pero, cuando hablamos de una privación de sueño, suele significar una ausencia total de sueño o, cuando hablamos de una falta parcial de sueño, solemos referirnos a que una persona duerme cada noche 4 horas o menos. No es habitual que una persona aquejada de insomnio duerma menos de 4 horas por la noche y, desde luego, no de forma regular durante un largo período de tiempo. Dicho esto, se han publicado bastantes estudios que demuestran que, a la larga, padecer insomnio no es bueno para nuestra salud física o psicológica; y buena parte de la evidencia indica que el insomnio aumenta el riesgo de desarrollar depresión en el futuro. No obstante, como en el caso de los estudios sobre la privación de sueño, es preciso tener en cuenta que hay muchos otros factores que complican el tema, como enfermedades, el consumo de alcohol, la ingesta de medicamentos y realizar un trabajo de turnos, por poner algunos ejemplos, que pueden contribuir de forma independiente a esta relación.

¿Cuáles son los beneficios de un buen sueño?

Aunque es fácil obsesionarse con los aspectos negativos de una deuda de sueño, un sueño de mala calidad e insomnio, como hacemos a veces, yo prefiero hablar de los beneficios de un buen sueño. Un buen sueño significa que la calidad, la cantidad y el horario de sueño se corresponden con las necesidades de sueño que tienes. Sabemos que las personas que duermen bien suelen gozar de una buena salud y están más capacitadas para combatir las infecciones y el estrés y controlar su presión sanguínea. Además, está demostrado que dormir bien mejora el rendimiento de un régimen de adelgazamiento tanto en términos de una menor grasa corporal (las personas que duermen mal suelen perder masa muscular antes que grasa) como de menos «saltos» cuando están a régimen. Es interesante constatar que estos beneficios físicos no se limitan a la persona, sino que varios estudios indican que, cuando una persona duerme bien, los demás la ven más saludable, más joven y más atractiva. Supongo que por esto se llama «sueño reparador». Sin embargo, los beneficios de dormir bien van más allá de proteger o potenciar nuestra salud física, y he confeccionado una lista de los beneficios adicionales que sabemos que un sueño reparador aporta a la salud:

- Mayor capacidad de aprender y recordar información
- Mayor capacidad de concentrarnos
- Mayor creatividad
- Mayor capacidad de evaluar, y responder, al riesgo
- Mayor confianza en nuestra capacidad de alcanzar objetivos (autoeficiencia)
- Mayor energía y vitalidad
- Mayor deseo sexual
- Mayor satisfacción con nuestras relaciones
- Mejor rendimiento físico
- Mejor estado de ánimo

Como vemos, dormir bien aporta beneficios a todos los ámbitos de nuestra vida (social, emocional, psicológica y física). Incluso para las personas que se definen como dormidores «normales» o «típicos», siempre existe la posibilidad de mejorar, de que duerman mejor. En estos casos, una buena higiene del sueño (véase página 99), sabiendo cuáles son nuestras necesidades de sueño (véase página 38) y manteniendo un horario regular de sueño/vigilia (acostarnos y levantarnos a la misma hora durante la semana), constituye la clave principal para pasar de ser un dormidor «normal» a un buen dormidor.

¿Qué es el insomnio?

En el sentido más amplio del término, el insomnio suele describirse como un problema que nos impide dormir lo suficiente. Dicho esto, el cuadro es algo más complejo, puesto que el problema de no dormir lo suficiente puede deberse a multitud de causas, muchas de ellas no relacionadas con lo que definimos como «insomnio». Por otra parte, existen muchas enfermedades, trastornos y dolencias en los que el insomnio está presente pero la persona cree que duerme mal debido a la enfermedad que padece en lugar de atribuirlo al insomnio. Como sabemos, el insomnio coexiste con diversas enfermedades y dolencias, y en muchos casos, cuando conseguimos resolver, controlar o curar la enfermedad (médicamente o de otra forma), el insomnio persiste.

¿Qué clasificamos como insomnio?

Cuando clasificamos una enfermedad o trastorno, incluyendo el insomnio, solemos utilizar un algoritmo diagnóstico, como una lista de control, que nos permite identificar a alguien que padece la enfermedad y, al mismo tiempo, descartar otras enfermedades similares. De esa forma podemos administrar el tratamiento adecuado al paciente, ahorrando tiempo y dinero. En el caso de insomnio, disponemos de tres algoritmos diagnósticos que utilizamos: la *Clasificación Internacional de Enfermedades*, de la Organización Mundial de la Salud; *DSM-5, guía de uso: el complemento esencial del manual diagnóstico y estadístico de los trastornos mentales*, por la American Psychiatric Association; y la *Clasificación Internacional de los Trastornos del Sueño* (*ICSD*, 3.ª edición), por la American Academy of Sleep Medicine. Por fortuna, hoy en día estas tres herramientas emplean los mismos criterios para configurar sus algoritmos, que describo más abajo, aunque no siempre ha sido así:

1. La queja, expresada por la persona, por la dificultad a la hora de iniciar el sueño, la dificultad de mantener el sueño o la dificultad por el hecho de despertarse antes de lo previsto por la mañana y no poder volver a dormirse.
2. La dificultad debe existir aunque la persona tenga las condiciones adecuadas para dormir.
3. La dificultad debe estar presente al menos durante tres noches a la semana.
4. La dificultad debe estar presente al menos durante tres meses.
5. La dificultad debe crear estrés y/o perturbar el día a día de la persona.
6. La dificultad no puede ser explicada de modo satisfactorio por otra enfermedad, dolencia o sustancia, o explicada mejor por otro trastorno del sueño.

Las primeras preguntas que suelen hacerme cuando describo estos criterios a mis alumnos o estudiantes en prácticas, cuando les enseño cómo diagnosticar el insomnio, son «¿Tiene la persona que reunir estos seis criterios para ser diagnosticada con insomnio?», y «¿Es importante el orden de los criterios?». En general, la respuesta a ambas preguntas es afirmativa, con un par de salvedades, que explicaré con más detalle cuando examinemos cada criterio. El motivo de que los criterios estén dictados de esta forma es porque debemos crear un equilibrio óptimo entre la sensibilidad (asegurarnos de que las personas que padecen el trastorno —en este caso, insomnio— son diagnosticadas de forma correcta) y la especificidad (asegurarnos de que las personas que no padecen el trastorno —en este caso, insomnio— no son diagnosticadas con insomnio) del algoritmo.

Así, el primer criterio tiene una sensibilidad muy alta, pero una especificidad baja. Dicho de otro modo, aunque la mayoría de las personas, si no todas, que tienen insomnio se quejan de que les cuesta conciliar el sueño, que no pueden mantener el sueño o se despiertan demasiado temprano por la mañana, muchas de ellas tienen un problema con su sueño que no es insomnio. A la inversa, los otros criterios, en especial cuando se combinan, tienen una alta especificidad para diferenciar a quien padece insomnio de quien tiene otro tipo de problema de sueño. Por tanto, como puede verse, el orden es importante, al menos en términos del primer criterio, puesto que actúa a modo de filtro, abarcando el mayor número de personas con problemas de sueño utilizando el primer criterio y luego filtrándolas, utilizando los otros criterios, para determinar quién padece y quién no padece insomnio.

Analicemos cada criterio de forma individual.

El primer criterio

Este, conocido como «la queja principal», tiene mucho sentido; la persona debe informar de un problema, como haría en el caso de la mayoría de las enfermedades y dolencias. Sin embargo, ese primer punto nos indica también que existen tres tipos potenciales (o más, si incluimos una mezcla de dos problemas o de los tres) de insomnio: un problema para conciliar el sueño (conocido como «insomnio inicial»), un problema para mantener el sueño (conocido como «insomnio medio») y despertares demasiado tempranos por la mañana (conocidos como «insomnio terminal»).

¿Es importante que sepas qué tipo de insomnio padeces con vistas al curso? No, puesto que el curso funciona para los tres tipos de insomnio. Pero es útil conocer qué tipo de insomnio padeces para comprobar el impacto que el curso tiene sobre tu principal problema o problemas. La pregunta que suele plantearse a menudo cuando describo el primer criterio a personas con insomnio es: «¿Qué severidad debe tener el problema para ser clasificado de «insomnio»?» La respuesta es complicada, puesto que ninguno de los algoritmos diagnósticos la aborda, y depende principalmente de que la persona considere que su sueño es lo bastante problemático como para acudir al médico. Dicho esto, existen unas pautas generales sobre lo severo que debe ser el problema para ser clasificado de insomnio, pero es preciso tener en cuenta que estas pautas han sido utilizadas principalmente con fines de investigación.

Por ejemplo, existe la regla 30/30 (si tardas más de 30 minutos en dormirte o permaneces despierto durante más de 30 minutos durante la noche o por la mañana), y si reúnes los otros requisitos, es probable que se trate de insomnio. Personalmente, al menos en términos de tratamiento, opino que si crees que tu sueño es un problema significa que es un problema que merece ser investigado, al margen de cuánto tiempo tardes en dormirte o cuánto tiempo permanezcas despierto durante la noche.

El segundo criterio

Este es un criterio interesante que suele utilizarse para diferenciar a las personas con problemas de sueño voluntarios (en cuyo caso el curso NO está indicado) de las personas con insomnio (en cuyo caso el curso SÍ está indicado). En esencia, si no tienes tiempo suficiente para dormir es probable que tengas un problema de sueño. Esto no significa necesariamente que padezcas insomnio, sino más bien un problema de falta de sueño de índole ambiental (conocido como «síndrome de sueño insuficiente»).

No es de extrañar que veamos cada vez más problemas de sueño de este tipo a medida que tendemos a sacrificar más horas de sueño para satisfacer las demandas de una sociedad que funciona las 24 horas, como he mencionado antes. La pregunta que debes hacerte, para diferenciar el insomnio del síndrome de sueño insuficiente, es: ¿cómo duermes los días en que no tienes ningún compromiso (por ejemplo, los días no laborables y durante las vacaciones)? Si esas noches sueles dormir bien, es probable que el problema se deba a no dormir lo suficiente en lugar de un caso de insomnio en sí mismo.

Hay otra situación que, aunque sea un tanto complicada de identificar, puede causar tu problema de sueño debido a la falta de tiempo para dormir. Digo que es un tanto complicado de diagnosticar porque es posible que no seas consciente de ello. Nunca me he topado con esto en una persona que dice padecer insomnio inicial, pues estoy seguro de que sería consciente de ello, pero sí lo he visto en algunas personas que dicen padecer insomnio medio o insomnio terminal. Esto ocurre cuando algo en nuestro entorno crea de forma sistemática un despertar, pero la persona no sabe a qué se debe. Puede ser cuando se enciende la calefacción, o un vecino que hace ruido al llegar a casa después del turno de noche o al cerrar la puerta de casa de un portazo cuando sale para cumplir un turno de mañana, o un tren o un avión que parte de madrugada.

¿Cómo podemos identificar este tipo concreto de síndrome de sueño insuficiente (yo no lo clasifico como insomnio porque, a mi entender, es un problema de sueño distinto)? La primera pista que obtengo es cuando pregunto a la persona a qué hora se despierta. Si la persona que parece tener insomnio medio o terminal me dice que se despierta más o menos a la misma hora cada noche, esto sugiere, al menos como una posibilidad que merece ser explorada, que puede haber algo en su entorno que hace que se despierte a esa hora. En tal caso, le pido que realice un experimento, consistente en poner el despertador para que suene 5 minutos antes del momento exacto en que se despierta, durante una o dos noches, para comprobar qué sucede. Si hay algo en el entorno que crea este problema, el hecho de despertarse a esa hora ayudará a identificar de qué se trata y a resolver el problema. En caso de que la persona no quiera despertarse, puede programar su teléfono móvil, o una grabadora, para que empiece a grabar exactamente a esa hora y pueda examinarlo más tarde en busca de ruidos extraños.

El tercer criterio

Este aborda la variabilidad en el patrón de sueño que se produce de una noche a otra. Aunque este tema no comenzó a investigarse, en el contexto del insomnio, hasta principios de 2000, sabemos que tanto los dormidores «normales» como las personas aquejadas de insomnio presentan un patrón de sueño que varía de una noche a otra, de forma que incluso la persona que padece un insomnio agudo goza de vez en cuando de una noche de sueño razonable. La pauta de tres noches a la semana nos permite diferenciar entre estos dos grupos, pero al mismo tiempo reitera la necesidad de monitorizar nuestro sueño durante días y semanas sucesivos a fin de obtener un cuadro más preciso del tipo de problema que afecta a su sueño (véase «Diario del sueño previo al curso» y «Diario del sueño durante el curso», páginas 107 y 133).

El cuarto criterio

Este es probablemente el criterio más debatido de todos y que suele utilizarse para diferenciar el insomnio agudo (menos de tres meses) del insomnio crónico (tres meses o más). Unas versiones anteriores de los algoritmos diagnósticos proponían un criterio de duración de un mes a seis meses, y no existe ningún fundamento sólido que respalde el criterio actual de tres meses. La buena noticia es que en la actualidad se están llevando a cabo unos estudios en Estados Unidos (por el doctor Michael Perlis) y en el Reino Unido (por un servidor) que confiamos ofrezcan la respuesta a cuándo una alteración del sueño se convierte en un trastorno del sueño (en este caso, insomnio); pero la mala noticia es que, a día de hoy, aún no lo sabemos.

¿Es esto importante? Como científico, yo diría que sí, pero, como médico, opino que no. Lo que digo es que si has padecido insomnio durante dos semanas, o menos, el curso NO está indicado para ti en estos momentos. Tengo dos razones para decir esto:

1. El curso no se ha probado nunca con personas que han padecido este tipo de alteración del sueño durante una cantidad de tiempo tan breve, por lo que no sabemos si puede ser más perjudicial que beneficioso.
2. En mi opinión, una alteración del sueño que dura menos de dos semanas probablemente es una reacción biológica normal al estrés en lugar de insomnio en sí mismo.

Si una persona que lleva padeciendo insomnio desde hace dos meses (y se halla aún en la fase aguda) quisiera consultarme para que le administrara un tratamiento, ¿accedería yo a verla? Por supuesto. A mi entender, la razón fundamental de un criterio de duración es que nos permita idear unas estrategias de tratamiento más breves y rápidas que impiden que el insomnio se cronifique. Es un tema sobre el que nosotros (mis colegas y yo en el Reino Unido, y la doctora Anne Germain) venimos trabajando y que compartiré contigo más adelante (véase «Resolver una alteración del sueño», en la página 178, y «Resolver el insomnio agudo», en la página 179).

El quinto criterio

Este es muy útil, puesto que nos permite diferenciar entre las personas que padecen insomnio y las que necesitan biológicamente dormir menos para funcionar bien (dormidores cortos biológicos). Como has podido comprobar, todos somos distintos y algunos necesitamos dormir más, o menos, que otros. Si eres un dormidor corto biológico (una persona que precisa menos horas de sueño), en contraposición a padecer insomnio, es probable que no tengas una queja importante diurna. Dicho de otro modo, la cantidad de sueño que obtienes no te causa mucho estrés ni interfiere con tus actividades cotidianas. El problema en los dormidores cortos aparece porque en muchos casos estas personas no saben que son dormidores cortos biológicos y pasan demasiado tiempo en la cama, generalmente despiertas. ¿Cómo saber si eres un dormidor corto biológico? Es una buena pregunta. De nuevo, no existen muchos estudios en este ámbito, con algunas notables excepciones como los trabajos del doctor Julio Fernández-Mendoza y el doctor Michael Grandner, pero, según los estudios de que disponemos, la definición generalmente aceptada incluye dormir de forma regular menos de 6 horas sin importantes perturbaciones o quejas diurnas. Yo añadiría dormir entre 5 y 6 horas de forma regular, sin una queja importante.

El sexto criterio

El último criterio requiere una explicación. Antes, cuando alguien con insomnio presentaba otra enfermedad, dolencia o trastorno (ya fuera físico, psicológico, relacionado con la medicación o el consumo de sustancias, u otro trastorno del sueño), el insomnio era considerado automáticamente un síntoma «secundario» del otro trastorno subyacente, y se creía que, si el trastorno subyacente era resuelto de forma satisfactoria, el insomnio desaparecería sin mayores problemas.

Esa distinción ya no es válida, pues ahora sabemos que, en la mayoría de los casos en que el insomnio está presente junto con otra enfermedad, el hecho de resolver de forma satisfactoria la otra enfermedad no resuelve necesariamente el insomnio, que debe ser evaluado y tratado de modo correcto. Yo interpreto y abordo este criterio con una pregunta principal seguida de otra. ¿El insomnio se presentó por la misma época en que se manifestó el otro trastorno o enfermedad? Y, en caso afirmativo, ¿el otro trastorno o enfermedad se ha resuelto de forma satisfactoria? Si la respuesta a la primera pregunta es «no» o la respuesta a ambas preguntas es «sí», podemos proceder a evaluar si conviene que la persona realice el curso (véase «¿Soy un candidato para el curso?», página 74). Si la respuesta a la primera pregunta es «sí» pero la respuesta a la segunda pregunta es «no», es posible que el otro trastorno explique de forma satisfactoria el insomnio, por lo que yo recomiendo que la persona acuda a su MF/MAP para que le prescriba un tratamiento, antes de iniciar el curso, a fin de asegurarse de que la otra enfermedad o trastorno no explica el insomnio de forma satisfactoria.

Según esta definición algorítmica del insomnio, calculamos que en torno a un 10-15% de la población general padecerá insomnio crónico (un insomnio que dura más de tres meses) en cualquier momento de su vida, y más de un tercio de nosotros (un 36%, según los estudios que mis colegas y yo hemos realizado) padeceremos un episodio de insomnio agudo (entre dos semanas y tres meses) algún año de nuestra vida. Lo importante aquí es recordar que no estás solo. Quizá pienses que lo estás, dado que el insomnio es una experiencia que hace que uno se sienta aislado y que las personas no suelen comentar (hablamos mucho del sueño, pero no de los trastornos del sueño ni, en concreto, del insomnio).

Subtipos de insomnio

Como he explicado antes, existen tres tipos de insomnio (inicial, medio y terminal), pero esto no concluye aquí. También hablamos de tres subtipos principales de insomnio.

1. Insomnio idiopático
2. Insomnio psicofisiológico
3. Insomnio paradójico

Aunque los subtipos no suelen estar incluidos en una valoración rutinaria de insomnio, comoquiera que uno de ellos es muy relevante para saber si la TCC-I, y este curso, son recomendables para ti, yo siempre valoro los subtipos en mis estudios y la clínica y los he incluido aquí.

El insomnio idiopático, como su nombre indica, es una forma de insomnio que persiste toda la vida. La persona ha padecido insomnio desde la infancia, con escasos, o nulos, períodos de una breve remisión.

El insomnio psicofisiológico es un subtipo de insomnio que suele desencadenarse debido a un evento muy estresante o una serie de circunstancias molestas o irritantes, y que suele ir acompañado de una evidencia de desvelo condicionado respecto del dormitorio y/o la rutina previa a acostarse, o incluso el mero hecho de pensar en la hora de acostarse, junto con la preocupación sobre el sueño a lo largo del día. ¿A qué nos referimos con desvelo condicionado? Más adelante ahondaré en el tema (véase página 69), pero de momento diré que son los pensamientos, los sentimientos y las emociones negativos que la persona con insomnio psicofisiológico tiene automáticamente cuando se le pide que piense o hable de su sueño, o cuando se acuesta.

El insomnio paradójico es un subtipo de insomnio muy interesante y, aunque más raro que los otros dos, merece una atención especial. Este se produce cuando existe un marcado desajuste entre lo que la persona percibe que es su sueño y lo que parece físicamente. Lo primero que cabe decir sobre esto es que las personas con insomnio paradójico no están locas ni mienten. Aunque no conocemos bien el insomnio paradójico, sabemos que es un fenómeno real y creemos, aunque existen escasos estudios sobre el tema, que estas personas son capaces de un elevado procesamiento sensorial durante el sueño. Dicho de otro modo, parecen estar fisiológicamente dormidas, pero unas partes del cerebro están más activas de lo que cabría suponer y la persona sigue atenta a su entorno, aunque de forma limitada (véase «Activación cortical» en la página 71 para una explicación más detallada). Por tanto, las personas con insomnio paradójico creen que están despiertas, pero cuando medimos su sueño de modo objetivo resulta que están dormidas.

¿Cómo saber si tienes insomnio paradójico? Es una pregunta difícil, puesto que todavía no lo conocemos bien y no existen unas reglas aceptadas sobre el grado de desajuste que permite llegar a un diagnóstico, ya que todos tenemos cierto desajuste, por lo que yo utilizo dos reglas más bien conservadoras para no equivocarme:

1. Si una persona me dice que no ha dormido nada por causas involuntarias cualquier noche de la semana.

2. Si una persona me dice que ha dormido cuatro 4 horas o menos por causas involuntarias durante tres o más noches a la semana.

En cualquiera de estos dos casos, yo te recomendaría que trataras de confirmar la presencia, o ausencia, de insomnio paradójico acudiendo a un especialista en medicina conductual del sueño. Este te practicará una prueba, o una serie de pruebas, para determinar el grado de desajuste que existe, utilizando un instrumento para realizar una valoración objetiva del sueño (una actigrafía o una polisomnografía), o si existe otro problema que requiere una consideración especial antes de que puedas realizar el curso, suponiendo que sea adecuado para ti.

En el caso de cada subtipo, la persona debe reunir también los seis criterios del insomnio, pero el curso varía dependiendo del subtipo de insomnio que tengas. Aunque el curso completo es adecuado para personas que padecen insomnio idiopático o insomnio psicofisiológico, según la valoración algorítmica de la página 75, no lo es para las personas con insomnio paradójico, quienes llevarán a cabo una versión modificada del curso (véase página 116).

Como he mencionado antes, ahora es un buen momento para hablar de la actigrafía y la polisomnografía y su relevancia con respecto al insomnio, dado que ambas son de gran relevancia en el caso de insomnio paradójico, un tema que trataremos de nuevo en la tercera parte del libro. Ambas técnicas nos permiten medir de modo objetivo el sueño con diversos grados de sofisticación.

Actigrafía

En ella se utiliza un actígrafo para medir el sueño. El actígrafo es un objeto que se suele colocar en la muñeca, parecido a un reloj. La actigrafía utiliza una forma específica de acelerómetro diseñado para detectar movimiento, mediante dos o, a veces, tres magnetos polarizados, y traduce esa información, utilizando una serie de algoritmos, en datos acerca de si la persona está dormida o despierta. En su forma más simple, la inmovilidad equivale a estar dormido, mientras que el movimiento indica estar despierto. Además de una información básica sobre el sueño nocturno, como cuánto tiempo ha tardado la persona en dormirse, cuántas veces se ha despertado y cuánto tiempo ha permanecido despierta durante la noche, y cuánto tiempo ha dormido la persona en comparación con cuánto tiempo ha permanecido en la cama, los datos que obtenemos de la actigrafía, a lo largo del tiempo, también nos muestran el patrón de sueño/vigilia de una persona, lo cual nos procura un marcador general de la estabilidad y, en menor medida, de la fase del ritmo circadiano de sueño/vigilia de la persona.

Polisomnografía

Lo que una actigrafía básica no puede decirnos es la calidad del sueño de una persona o cuánto tiempo permanece esta en los diferentes estadios de sueño (la arquitectura del sueño de una persona). Ahí es donde entra la polisomnografía (PSG).

Una PSG completa es mucho más compleja que una actigrafía y consiste en colocar varios electrodos en el cuero cabelludo, dos detrás de las orejas y a veces uno, dos o incluso tres en la frente (electroencefalografía). A la persona se le coloca también un electrodo por encima del ojo derecho y otro debajo del ojo derecho (electrooculografía), dos en el pecho (electrocardiografía), uno en el mentón, dos en la mandíbula y dos en cada pierna, entre el tobillo y la rodilla (electromiografía). También se suelen colocar dos cinturones pectorales, un transductor nasal y una cánula nasal, que miden la respiración de la persona, y un oxímetro de pulso en el dedo para medir los niveles de oxígeno en sangre (los niveles de saturación de oxígeno en sangre).

Son muchos sensores, pero ¿cómo funcionan? La electroencefalografía (EEG) mide la actividad de las ondas cerebrales mediante amplificación, utilizando una pasta conductora y registrando la velocidad (frecuencia) y la altura (amplitud) de las señales eléctricas en diversas partes del cerebro. Para que la prueba sea efectiva, los electrodos detrás de las orejas actúan a modo de puntos de referencia. Si te tocas detrás de la oreja, justo encima del lóbulo (mastoides), notarás que es una zona bastante huesuda. Dado que las señales eléctricas no pueden traspasar el hueso, podemos medir la fuerza de las señales eléctricas del cuero cabelludo en relación con un punto donde no deberían producirse señales, lo que nos permite corregir cualquier señal falsa creada por movimientos u otros factores que puedan interferir con el registro (como ruido de fondo).

La electrooculografía (EOG), junto con los electrodos en el mentón y la mandíbula (electromiografía), mide los niveles de tensión muscular (tono) y nos permite diferenciar el estado despierto del sueño REM que, como he explicado antes, se parecen mucho en términos de actividad de las ondas cerebrales. En el sueño REM no deberíamos observar ningún tono muscular en el mentón y la mandíbula. La electromiografía (EMG) en las piernas mide también el tono muscular y nos permite detectar movimientos anómalos de las piernas o sacudidas nerviosas durante la noche, y la electrocardiografía nos permite monitorizar la actividad eléctrica del corazón de modo similar a la EEG, que, además de identificar anomalías en el corazón (ritmo cardíaco), también puede darnos una indicación de si la persona está dormida o despierta.

Todas estas señales, incluyendo las medidas de la respiración (esfuerzo y flujo espiratorio) y la oxigenación de la sangre, son digitalizadas en forma de ondas y analizadas por una persona con conocimientos de polisomnografía. Comoquiera que cada estadio del sueño se caracteriza por cambios en la actividad de las ondas cerebrales (frecuencia y amplitud), el tono muscular (el tono muscular disminuye cuando dormimos, disminuye progresivamente durante el sueño profundo y no debería estar presente durante el sueño REM), la actividad cardíaca y la respiración, podemos identificar cuánto ha durado cada estadio del sueño de la persona, incluyendo cuánta consolidación de cada estadio del sueño se ha producido durante la noche, y cualquier anomalía o evento que pueda perturbar el sueño.

Ante un caso sospechoso de insomnio paradójico, es probable que se utilice la actigrafía, a menos que no pueda realizarse este tipo de exploración o se sospeche de la existencia de otro trastorno del sueño o dolencia física junto con insomnio paradójico. En estos casos, se suele utilizar la PSG. Aparte de detectar casos de insomnio paradójico, ni la actigrafía ni la PSG suelen utilizarse en personas aquejadas de insomnio a menos que se sospeche otra cosa, en cuyo caso se utiliza la PSG o la actigrafía para descartar otros trastornos del sueño o dolencias que puedan parecer insomnio. Hay varias razones por las que no solemos utilizar la PSG, y en menor medida la actigrafía, en personas que padecen insomnio idiopático o psicofisiológico.

Principalmente, y como habrá podido comprobar por los criterios diagnósticos en la página 46, el insomnio es en gran medida un problema autodiagnosticado. Debido a que existen tantas diferencias individuales en las necesidades de sueño, aparte de las diferencias en cuanto a sexo y edad en la cantidad de sueño que precisamos, es muy difícil determinar la gravedad que debe presentar un problema de sueño para ser diagnosticado como insomnio. Si a esto sumamos el hecho de que, como he dicho antes, el insomnio no es igual en todas las personas, es complicado sugerir qué debería aparecer fuera de los parámetros normales en la PSG para constituir un caso de insomnio. Por lo demás, hay muchos otros factores que pueden influir en la información que podemos obtener de una PSG, incluyendo el uso de medicamentos y el consumo de drogas y alcohol, además de los niveles de *jet lag* social y deuda de sueño; por consiguiente, el cuadro no será tan claro como sería deseable.

Por último, el acceso a una PSG es limitado y constituye un método bastante costoso. Dado que nosotros, como ocurre siempre en un diagnóstico de insomnio, debemos registrar el sueño durante un período de tiempo —recuerda que el diagnóstico de insomnio requiere que estés presente durante al menos tres noches a la semana—, los costes y la logística asociados a medir el sueño, mediante PSG, serían inmensos. Dicho esto, el profesor Dieter Riemann y su equipo están realizando un trabajo fantástico dirigido a determinar si mediante la PSG podemos detectar anomalías que caracterizan el insomnio, por lo que debemos estar atentos a estos trabajos.

Cómo se desarrolla el insomnio

Hemos visto cómo se diagnostica el insomnio y hemos conocido los diversos tipos y subtipos de insomnio, pero ¿cómo comienza el insomnio y por qué pasa de unas cuantas noches de un sueño pobre (alteración del sueño) a un estado que no da tregua a la persona que lo padece y parece permanente (insomnio como trastorno del sueño)?

En 1987, un científico llamado profesor Art Spielman introdujo el modelo más exhaustivo del desarrollo del insomnio. Aunque posteriormente modificó su modelo, nosotros nos quedamos con el original, pues, a mi modo de ver, es la mejor forma, desde el punto de vista visual, de que identifiques cómo ha podido desarrollarse en ti el insomnio, y mantenerse, utilizando tus circunstancias y experiencias personales.

Quizá te preguntes por qué vamos a hablar de un modelo de insomnio. Si lo padeces, lo padeces y punto, según el algoritmo diagnóstico (véase página 46), y es inútil tratar de descifrar por qué se ha producido.

La razón de que me remita siempre al modelo del profesor Spielman se debe a que relata una historia importante y explica por qué más adelante, durante el curso, te pediré que hagas ciertas cosas. Por lo demás, creo que es una buena forma de analizar lo que te hace vulnerable a padecer insomnio y, por tanto, te ayudará a prevenir que vuelva a producirse el problema cuando hayas completado el curso («Día 7 – Mantener el éxito y prevenir una recaída», página 169).

Como podemos ver en mi versión deconstruida del modelo del profesor Spielman más abajo (i), todos tenemos un «umbral de insomnio», y cuando alcanzamos ese umbral, o lo traspasamos, experimentamos los síntomas de insomnio (dificultad para dormirnos, mantener el sueño y/o despertarnos temprano). Asimismo, todos tenemos lo que el profesor Spielman describe como «un nivel de predisposición al insomnio». Esto significa que algunos somos más vulnerables al insomnio que otros. Si bien el profesor Spielman se refiere a la predisposición en términos de diferencias en cuanto a expresión genética y biología o ciertas características de la personalidad, como una personalidad ansiosa o perfeccionista, yo sugiero, y los estudios lo confirman, que hay unos factores que pueden hacernos más vulnerables al insomnio que otros. Por ejemplo, sabemos que haber tenido insomnio en el pasado nos hace más vulnerables a desarrollarlo en el futuro, al igual que lo hace envejecer y ser una persona nocturna. También creo que ciertas situaciones de larga duración, como cuidar de una persona, realizar un trabajo por turnos o padecer una enfermedad crónica (física o psicológica), puede incrementar también el riesgo de desarrollar insomnio en el futuro.

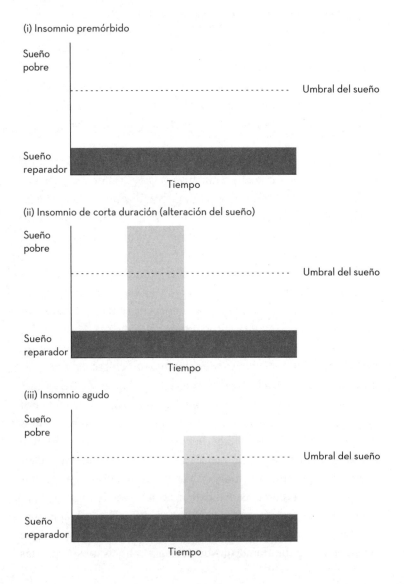

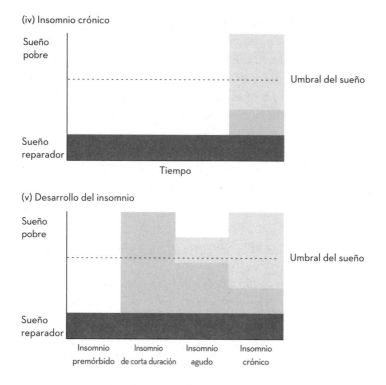

(iv) Insomnio crónico

Sueño pobre

Umbral del sueño

Sueño reparador

Tiempo

(v) Desarrollo del insomnio

Sueño pobre

Umbral del sueño

Sueño reparador

Insomnio premórbido | Insomnio de corta duración | Insomnio agudo | Insomnio crónico

Según el profesor Spielman (ii), ocurre algo (un evento precipitante) que, por su naturaleza estresante, empuja a la persona más allá del umbral del sueño (hacia un insomnio de corta duración, o, como yo lo denomino, una alteración del sueño). El profesor Spielman se refiere a los factores precipitantes como eventos vitales de gran trascendencia (por ejemplo, un divorcio, la pérdida de un ser querido, el inicio de una enfermedad, un trabajo nuevo, un nuevo hijo). En esencia, el evento ha desencadenado la respuesta de «huir o luchar», y la reacción natural del cuerpo, debido principalmente al incremento en la producción de la hormona del estrés, es reducir el tiempo que puedes dormir, presumiblemente para que tengas más tiempo de resolver la presente crisis.

Dicho esto, cabe pensar que, si uno es más vulnerable al insomnio, lo que le empuja más allá del umbral del sueño no tiene que ser necesariamente un evento de gran trascendencia, sino quizás una serie de pequeños factores irritantes, un cambio en el entorno donde dormimos o incluso pensar que va a suceder algo desagradable o estresante. Al cabo de cierto tiempo (iii), el estrés empieza a disminuir a medida que la persona empieza a controlar o resolver la situación. Aunque la situación, el evento o los factores irritantes persistan, la respuesta al estrés debería disminuir de forma natural porque el cuerpo no puede mantener esta respuesta de «intenso estado de alertamiento» durante mucho tiempo (recuerda que el homeostato del sueño necesita reiniciarse so pena que empiecen a producirse microsueños (véase página 26).

Aquí es cuando el profesor Spielman introduce la tercera y última «P»: factores perpetuantes. Él sostenía que, aunque el estrés causante de la alteración inicial del sueño disminuya, el insomnio empieza a desarrollarse con independencia de esa circunstancia (insomnio agudo), debido en gran medida a las cosas que intentamos hacer para compensar la privación de sueño que sufrimos. Estas actividades suelen comportar cambios en la conducta y rutina diurnas (por ejemplo, beber más café para permanecer despabilados durante el día) y nocturnas (acostarnos más temprano para recuperar el sueño perdido). Por si fuera poco, el sueño pobre se convierte en el foco de nuestro estrés, en lugar de lo que nos había estresado en primer lugar, y empezamos a preocuparnos por las consecuencias que un sueño pobre tiene en nuestro día a día.

Al cabo del tiempo (iv), el impacto del precipitante inicial (el factor precipitante) pierde importancia, pero el insomnio se ha instalado de pleno derecho, potenciado por las conductas cada vez más complejas, adoptadas en un intento de dormir más, y la preocupación sobre las consecuencias a largo plazo de padecer insomnio. Llegados a este punto, nuestra privación de sueño nos provoca una intensa angustia —pregunta a cualquier dormidor normal cómo duerme y lo más seguro es que responda: «No sé..., me duermo y punto», mientras que una persona con insomnio tendrá sin duda mucho más que decir con respecto al tema—, y caemos en un ciclo vicioso de insomnio.

Lo importante aquí es tener en cuenta que no es el evento, aunque se trate de un acontecimiento de vital trascendencia, ni el cúmulo de cosas que nos irritan y perturban, lo que mantiene el insomnio, sino principalmente los hábitos, los rituales, las conductas y los pensamientos que desarrollamos para resolver o compensar la alteración inicial del sueño. ¿Recuerdas cuando anteriormente me referí a cognición y conducta en relación con la TCC-I (página 17)? De esto se trata esencialmente: la TCC-I está diseñada para ayudarte a controlar todos los rituales, los hábitos, las conductas, las preocupaciones y los pensamientos que alimentan tu insomnio. De ahí que esté convencido de que, en la mayoría de los casos, uno mismo puede resolver el problema, utilizando este curso, y del motivo por el que accedí a escribir este libro.

¿Cómo mantienen el insomnio los factores perpetuantes?

Una cosa es sugerir que nuestros actos y pensamientos, durante un período de alteración del sueño, pueden mantener el insomnio durante su fase aguda y con posterioridad a esta, pero merece la pena explicar cómo ocurre esto.

Aquí abordaré lo que suele considerarse el factor principal que perpetúa el problema —pasar demasiado tiempo en la cama—, y describiré la forma en que esto mantiene el insomnio. Antes, quisiera dejar claro que pasar más tiempo de lo habitual en la cama, durante una época de alteración del sueño inicial o un insomnio agudo, parece una cosa lógica, práctica y razonable, de modo que nunca culpo a las personas por ello.

Hace varios años, mi amigo y colega, el doctor Donn Posner, me ofreció la descripción más elegante de lo que le ocurre a nuestro sueño cuando pasamos demasiado tiempo en la cama. En mi opinión, Donn es el mejor terapeuta y supervisor de terapia cognitivo-conductual para combatir el insomnio (TCC-I) que conozco, y utilizo su descripción cada vez que veo a una persona con insomnio o enseño a un alumno o estudiante en prácticas cómo administrar la TCC-I.

En primer lugar, imagina un trozo de masa de pizza o pastel, o algo semejante. Digamos que esta masa, recién sacada del paquete o del bote, representa el tiempo que deberías pasar en la cama según tus necesidades biológicas de sueño. Ahora quiero que imagines que tomas un cuchillo y trazas con él unas líneas delgadas y regulares, digamos que unas cinco, en la masa, casi como si fueras a elaborar con ella pan de ajo. Si prefieres utilizar un trozo auténtico de masa, en lugar de la imaginación, hazlo, pues te ayudará a comprender con más claridad lo que trato de explicarte.

Estas líneas que has trazado representan el fin de cada ciclo de sueño a lo largo de la noche, cuando somos más vulnerables de despertarnos. Como he dicho antes, después de un breve período de alteración del sueño, solemos compensarlo pasando más tiempo en la cama o bien acostándonos más temprano y/o permaneciendo acostados largo rato. Ahora extiende la masa, unos 3 o 5 centímetros por cada lado, para representar esta mayor cantidad de tiempo en la cama. Asimismo, ten en cuenta que tus necesidades biológicas de sueño no han cambiado, puesto que no pueden cambiar mucho y menos con tanta rapidez.

Si miras ahora la masa, observarás dos cosas: en primer lugar, que es muy delgada, casi transparente en algunos lugares, y quizá presente algunos agujeros; y, segundo, que esas finas líneas que has trazado con el cuchillo se han expandido, haciéndose mucho más grandes. Esto es lo que le ocurre a tu sueño cuando incrementas el tiempo que pasas en la cama. Tu sueño se ha hecho más delgado (ligero), presenta unos agujeros (despertares durante la noche), y esas finas líneas que has trazado (potenciales vulnerabilidades de despertarte al fin de cada ciclo de sueño) han aumentado de forma considerable.

Lo que solemos observar a continuación es que la respuesta a este período de insomnio agudo (mantenido por el aumento de tiempo en la cama, entre otras cosas), es pasar aún más tiempo en la cama para compensar el sueño perdido, esperando que aparezca el ser imaginario que hace que los niños se duerman, de forma que el ciclo vicioso de privación de sueño degenera en la fase crónica de insomnio, y más allá de esta.

¿Qué aspecto tiene el insomnio?

Hemos examinado el diagnóstico del insomnio y mostrado, utilizando el modelo del profesor Spielman, cómo se desarrolla y se mantiene el insomnio. Pero ¿cómo se traslada esta información a la experiencia del insomnio? Aquí, utilizaré un caso de estudio para demostrarlo.

Caso de estudio: Lydia

Lydia es una mujer de cuarenta y dos años. Es una trabajadora social y directora de un centro de servicios sociales con más de veinticinco años de experiencia en su trabajo. Está divorciada y tiene tres hijos mayores. Ninguno de sus hijos vive en casa, pero Lydia tiene pareja. Se describe como una persona razonablemente sana que de vez en cuando sufre pequeños achaques (tos, resfriados y demás) que la afectan de forma periódica. No toma medicamentos y no ha padecido ninguna enfermedad física ni psicológica importante, aunque afirma que su nivel cotidiano de estrés «está por las nubes». Yo he valorado otros trastornos del sueño de Lydia, con ayuda de su pareja, y no parece tener otros problemas o alteraciones del sueño. Tiene un cronotipo medio, al igual que su pareja. En términos de su historia con respecto al sueño, se describe como «una persona que siempre ha tenido un sueño ligero», pero que nunca había pensado que tuviera problemas de sueño hasta ahora. También se describe como «una persona que se preocupa por todo», en especial en lo referente a su trabajo y las personas con las que trata.

En nuestra primera entrevista, Lydia me contó que «había perdido sueño». Cuando insistí en el tema, me dijo: «Lo he perdido (el sueño), la capacidad de conciliarlo…, de mantenerlo, de aferrarme a él…, ya no consigo dormir cuando necesito hacerlo». Le pregunté cuándo había empezado el problema y si recordaba un evento concreto o una serie de eventos que hubieran desencadenado ese período de sueño pobre. Lydia respondió que hacía unos dos años que padecía ese problema (insomnio), y que había comenzado coincidiendo con la época en que se produjo una reestructuración en el trabajo, de resultas de la cual se había recortado su equipo de forma drástica, aunque la carga de trabajo que compartían seguía siendo la misma. Le pedí que describiera el problema que tenía con el sueño y me dijo que lo peor era conciliar el sueño por las noches, que tardaba 90 minutos o más en conseguirlo. Cuando le pregunté con qué frecuencia ocurría esto en una semana «típica», respondió que «la mayoría de las noches». También dijo que a veces se despertaba por la noche y permanecía desvelada unos 10 o 15 minutos, pero que solo ocurría una o dos veces al mes. A continuación, le pregunté si creía que el problema de sueño impactaba en su día a día. Lydia respondió que tenía la sensación de que todo «era más lento», que no podía pensar con tanta rapidez como antes y perdía los estribos con sus colegas de trabajo por nimiedades. Añadió que creía que esto se debía a la privación de sueño y que estaba afectando su rendimiento en el trabajo, pues olvidaba continuamente las cosas que tenía que hacer.

Entonces pedí a Lydia que describiera una jornada laboral «típica». Dijo que se levantaba a las seis de la mañana (sintiéndose casi siempre cansada), se duchaba, se arreglaba y desayunaba. Salía de casa sobre las siete y cuarto para llegar al trabajo a las ocho (en coche). Terminaba de trabajar en la oficina sobre las seis de la tarde y regresaba a casa entre las siete menos cuarto y las siete, dependiendo del tráfico. En casa seguía trabajando para «ponerse al día» en su trabajo hasta más o menos las nueve de la noche, cuando su pareja y ella cenaban y veían la televisión un rato. Me dijo que solía quedarse dormida en el sofá, aunque durante breve rato, y que cuando le entraba sueño «se arrastraba escaleras arriba» para acostarse, entre las diez y las diez y media de la noche. Sin embargo, luego describió su experiencia de acostarse: «Sé que estoy cansada porque me he quedado dormida en el sofá..., de modo que procuro acostarme cuanto antes. No falla. Subo la escalera... bostezando..., me lavo los dientes y, cuando empiezo a lavármelos, siento que me despierto. Me despabilo... Cuando me meto en la cama, estoy completamente despierta y sé lo que va a ocurrir. Voy a empezar a pensar en mañana, en lo que tengo que hacer, preocupándome por las decisiones que he tomado hoy y las cosas que me he olvidado de hacer. Cuanto más me esfuerzo en dejar de pensar en esas cosas y centrarme en dormir, más vueltas le doy a todo».

Pregunté a Lydia si su patrón de sueño era diferente los días que no iba al despacho. Respondió que los fines de semana solía acostarse más tarde (entre las diez y media y las once de la noche), y que se quedaba en la cama hasta las ocho y media y las nueve y media de la mañana. Entonces le pregunté qué hacía, durante el día y por la noche, para resolver su problema de sueño y su sensación de somnolencia durante el día. Respondió que hacía «todo tipo de cosas raras y maravillosas», como tomar muchas bebidas energéticas, sobre todo a última hora de la tarde, cuando se sentía agotada, tomaba antihistamínicos (solo de vez en cuando) para conciliar el sueño por la noche, leía o veía la televisión en la cama para matar el tiempo y procuraba acostarse temprano siempre que podía.

Por último le pregunté sobre sus pensamientos y sensaciones con respecto al sueño: cuánto sueño creía que necesitaba para funcionar como es debido, qué consecuencias creía que tenía para ella (a corto y a largo plazo) el hecho de no obtener la cantidad de sueño que necesitaba, con qué frecuencia pensaba en su problema de sueño durante el día y si creía que era un problema permanente. Con respecto a estas últimas preguntas, Lydia respondió que creía que necesitaba al menos 7 u 8 horas de sueño por la noche para funcionar como es debido, que la privación de sueño había incidido a corto plazo de forma negativa en su rendimiento en el trabajo (física y psicológicamente) y que a la larga sus actuales problemas de sueño acabarían causándole una enfermedad grave. También dijo que creía que sus problemas de sueño eran permanentes y que se pasaba «todo el día dándole vueltas al tema».

Este es un caso típico, aunque no complicado, de insomnio, y Lydia era sin duda una candidata para la TCC-I (que me complace decir que resolvió su problema de modo satisfactorio). Por las experiencias de Lydia, está claro que reunía los seis criterios de un diagnóstico del insomnio (véase página 46) y un patrón de factores predisponentes al insomnio (una personalidad ansiosa y una historia de sueño ligero), precipitantes (la reestructuración en su trabajo dos años atrás y el constante estrés del trabajo) y perpetuantes de su problema de sueño, tanto conductuales (cantidad excesiva de tiempo en la cama sin dormir, horarios de sueño variables, leer/ver la televisión en la cama, consumir bebidas energéticas para permanecer despierta y tomar antihistamínicos para conciliar el sueño) como cognitivos (preocuparse en la cama, pensamientos disfuncionales sobre su sueño y pensamientos catastróficos relacionados con su sueño, véase página 156 para una explicación más detallada sobre este último factor).

Sin embargo, la historia de Lydia presenta un factor adicional que perpetúa el problema que aún no hemos comentado: el esfuerzo para dormir. Como vemos, Lydia habla de «centrarse en conciliar el sueño» cuando se acuesta. Como ya hemos mencionado, los dormidores «normales», cuando se les pregunta cómo consiguen dormirse, responden que no lo saben y que no tienen que esforzarse ni hacer algo concreto para conciliar el sueño.

El término «esfuerzo para dormir» se debe al profesor Colin Espie. Este sugiere que tratar de alcanzar un objetivo que no está bajo nuestro control directo (en este caso, conciliar el sueño) suele ser inútil pero, lo que es aún más problemático, cuanto más tratamos de alcanzar ese objetivo, más nos obsesionamos con lo que acaba convirtiéndose en un objetivo inalcanzable, que hace que nos sintamos estresados, frustrados y angustiados por no poder alcanzar dicho objetivo, provocándonos una tensión física y psicológica debido al obsesivo empeño que ponemos en conseguirlo. Estos tres estados son claramente incompatibles con el sueño, de ahí que el esfuerzo empleado en dormir no haga sino perpetuar el insomnio a través de elevados niveles de desvelo por la noche (tensión física y mente en estado de alerta). Como verás en la segunda parte del libro, disponemos de una técnica específica para controlar el esfuerzo para dormir y varias técnicas que impiden que la persona se esfuerce de forma indirecta en conciliar el sueño.

Respuestas condicionadas y desvelo condicionado

El siguiente concepto que voy a comentar está relacionado con la forma en que una persona con insomnio desarrolla una evaluación excesivamente negativa de su rutina previa a acostarse y de su dormitorio, mediante una respuesta condicionada. Aquí ofreceré un ejemplo de cómo actúa el condicionamiento, utilizando de nuevo mi analogía favorita, la comida, antes de explicar cómo se traduce en un desvelo condicionado.

A veces trabajo en casa, en cuyo caso lo hago sentado a la mesa de mi despacho (no es un lujo ni tan cómodo como parece). Hace poco tuve que reparar el techo de mi despacho, por lo que decidí trabajar en el comedor (donde hay una mesa muy grande que suele estar llena de papeles y trastos). Al poco tiempo empecé a notar que había ganado peso. ¿Por qué había sucedido? Porque, puesto que la mesa del comedor es donde como siempre cuando estoy en casa, mientras trabajaba comía tentempiés. El comedor, y en particular la mesa, representan para mí un estímulo, que ahora (después de una temporada comiendo solo en el comedor y en ningún otro sitio de la casa) asocio con otro estímulo específico, si bien biológico (comer). Sin embargo, la parte de la respuesta condicionada era que cuando trabajaba en el comedor tenía más hambre porque de forma inconsciente tenía la sensación de que estaba allí para comer.

Cuando me trasladé de nuevo a mi despacho, observé otra cosa: empecé a comer tentempiés en mi despacho. La combinación de estos dos estímulos —trabajar y comer tentempiés, cosa que había hecho con frecuencia en el comedor durante las dos semanas anteriores— se había transferido del comedor a mi despacho, cuyo techo había sido reparado. Era una extensión de la conducta inicial condicionada. Pero ¿qué tiene esto que ver con el desvelo condicionado?

El desvelo condicionado incorpora una respuesta condicionada, pero la respuesta es más bien una reacción visceral/emocional a la asociación de estímulos. Aunque en el caso de Lydia observamos con claridad los factores perpetuantes de su insomnio (incluyendo el esfuerzo para dormir), uno de los problemas principales aquí, que requería ser tenido en cuenta a la hora de prescribir su tratamiento, era su desvelo condicionado con respecto a la rutina de prepararse para irse a la cama, que, como hemos visto en la página 53, constituye un aspecto importante del insomnio psicofisiológico.

En el caso de Lydia, ella lo describe como la sensación de estar completamente despierta cuando se lava los dientes, una actividad que forma parte de su rutina normal del sueño. Otros pacientes describen esta experiencia como «si se encendieran todas las luces en mi cabeza», «si accionara un interruptor» o «si se disparara una alarma silenciosa» en el momento de entrar en el dormitorio por la noche. Asimismo, cuando pregunto a personas con insomnio qué sensación les produce su cama, muchas responden con comentarios como: «La mía es como una cama de... espinas..., clavos..., cardos». Juntas, estas narrativas apuntan a alguien que ya no contempla dormir como una actividad placentera, o siquiera neutral, sino como una experiencia combativa o ingrata. Con el tiempo, la asociación inicial dormitorio/cama y un sueño de mala calidad, durante la fase aguda de insomnio, se convierte en una asociación automática entre dos estímulos anteriormente no condicionados (la cama y el hecho de permanecer desvelados). Si se dan varias asociaciones de este tipo, basta el estímulo en sí mismo —ver la cama o pensar siquiera en ella— para inducir una respuesta de desvelo condicionado, bien física (una tensión creciente) o psicológica (temor y ansiedad ante la perspectiva de no poder dormir), que puede mantenernos desvelados por la noche. De nuevo, la tensión física, el temor y la ansiedad son incompatibles con dormir o permanecer dormidos, por lo que las probabilidades de no obtener un sueño reparador aumentan y refuerzan el ciclo vicioso del insomnio.

Cuando trato de averiguar si una persona con insomnio tiene un desvelo condicionado, además de escuchar cómo describe su cama y su rutina previa a acostarse, le pregunto cómo duerme la primera noche en un entorno que no le es familiar (por ejemplo, en un hotel o en casa de un amigo o un pariente). Si responde que suele dormir mejor, es una evidencia razonable de que existe cierto grado de desvelo condicionado con respecto a su dormitorio que es preciso abordar. Sin embargo, veo una evidencia de desvelo condicionado más clara cuando una persona con insomnio duerme en mi laboratorio, lo cual es raro pero no insólito. La primera noche en el laboratorio, un gran porcentaje de personas con insomnio (en particular las que padecen insomnio psicofisiológico) duermen mucho mejor que en su casa, un hecho que a la mañana siguiente, cuando se despiertan, les resulta desconcertante. Es un fenómeno muy frecuente que se denomina efecto contrario de la primera noche (ECPN). Lamentablemente, este fenómeno suele durar solo una noche; de lo contrario sería una opción de tratamiento muy fácil y eficaz, ya que a partir de la segunda noche la persona con insomnio suele dormir mal en el laboratorio.

Activación cortical

El último concepto que quiero comentar en esta sección es la activación cortical. De nuevo, en la historia de Lydia vemos cómo esto se manifiesta cuando dice que siempre ha tenido un «sueño ligero». Este es un fenómeno común en muchas personas con insomnio, bien a lo largo de toda su vida o en un momento concreto (por ejemplo, es frecuente que suceda en el tercer trimestre de embarazo).

Aunque hoy en día se trata principalmente de un concepto teórico (el tema no ha sido investigado de forma sistemática en el caso del insomnio, aunque debo resaltar el excelente trabajo realizado por la profesora Celyne Bastien, el profesor Dan Buysse y el doctor Michael Perlis), tiene cierta lógica, sobre todo cuando escuchamos las experiencias de personas con insomnio. Creemos que por alguna razón el cerebro permanece en un elevado estado de alertamiento y vigilancia incluso cuando el cuerpo físico descansa (duerme). Por consiguiente, en este estado seguimos teniendo la capacidad de estar atentos y monitorizar el ambiente externo (por ejemplo, una tormenta) y/o nuestras sensaciones internas (molestias y dolores) mientras dormimos, y parte de esta información la almacenamos en nuestra memoria. Por la mañana, recordamos una parte de esta información (quizá no sepamos con precisión qué hemos oído o sentido) y lo interpretamos como una señal de haber estado despiertos durante la noche. En su forma más extrema, es posible que esto explique la existencia del insomnio paradójico, aunque es probable que en todos nosotros se produzca cierto grado de activación cortical por la noche, que cambia dependiendo de ciertas circunstancias (enfermedad, embarazo, estrés). La dificultad estriba en que no todos los pacientes con insomnio muestran elevados niveles de activación cortical (cuando medimos esto a través de ondas cerebrales de alta frecuencia), por lo que no es necesariamente una característica que defina todo tipo de insomnio. Lo más indicado es clasificarlo como un factor de vulnerabilidad (un factor predisponente a padecer insomnio) si ha estado presente desde que nacimos, o como un factor precipitante si los niveles de activación cortical aumentan cuando estamos estresados o en circunstancias inusuales.

Crea tu versión personal del modelo de insomnio del profesor Spielman

Estoy seguro de que te complacerá saber que hemos terminado de comentar modelos y teorías sobre el insomnio, al menos de momento.

La primera actividad que quiero que hagas es personalizar tu propia versión del modelo del profesor Spielman. Utilizando la plantilla que muestro más abajo, identifica cualquier factor que te predisponga a tener insomnio, esto es, que creas que te hace vulnerable, como individuo, a padecer este problema. El ejemplo que muestro te servirá de guía cuando completes tu versión personalizada. A continuación, identifica el evento, o la serie de eventos o molestias precipitantes, que condujeron al inicio de tu insomnio (recuerda que el evento no siempre tiene que ser negativo, sino algo que trastocó de alguna forma tu día a día, como planificar una boda, una promoción en el trabajo, un examen). Ahora, lo que es más importante, enumera todas las conductas que llevas a cabo en la actualidad para compensar tu insomnio, o los medios que utilizas para tratar de obtener más horas de sueño, y todos los pensamientos, los sentimientos y las opiniones que tienes sobre su sueño. Deja espacio suficiente en la plantilla para ir añadiendo datos a medida que avancemos. Nos remitiremos a ella cuando hablemos sobre prevenir una recaída (véase página 169).

Factores predisponibles	Factores precipitantes	Factores perpetuantes
Personalidad ansiosa	Divorcio	Bebo café durante el día
Mi madre tenía insomnio	He tenido que vender mi casa	Me preocupo
He tenido insomnio en el pasado	He tenido que mudarme	Me acuesto temprano
		No tengo un patrón de sueño regular
		Veo la televisión en mi cuarto
		Hago la siesta los fines de semana
		Creo que necesito 8 horas de sueño para funcionar
		No dejo de pensar en dormir
		No rindo en el trabajo

Antes de que inicies el curso

¿Soy un candidato para el curso?

Si hemos llegado juntos hasta aquí, significa que reúnes los seis criterios del insomnio y no parece que tengas insomnio paradójico, de modo que podemos pasar al algoritmo para determinar si eres un candidato para el curso.

A continuación debemos averiguar si el curso es adecuado para ti en estos momentos. Lo primero que debo decir al respecto es que, aunque pueden existir razones (que comentamos más abajo) que te impidan realizar el curso completo en estos momentos, en la mayoría de los casos el hecho de tomar en consideración o controlar esas circunstancias no te impedirá llevar a cabo el curso, o una versión revisada del mismo, en el futuro.

No obstante, existen algunas enfermedades y dolencias en cuyo caso el curso NO está indicado para ti, por lo que te recomiendo que lo consultes con un especialista en medicina conductual del sueño para que te prescriba un tratamiento individualizado para combatir tu insomnio. ¿Por qué? Porque opino que, en esas circunstancias especiales, es posible que necesites una mayor orientación y apoyo de lo que pueda ofrecerte este fabuloso libro, por lo que un tratamiento personalizado es lo más recomendable para ti. Una de estas circunstancias, a la que no aludo en el algoritmo pero que es importante mencionar, son las personas que padecen una discapacidad intelectual. La razón principal por la que creo que puede ser necesario un mayor apoyo individualizado se debe a los elevados niveles de coincidencia entre el insomnio y los complejos trastornos del ritmo circadiano en este grupo de personas. Por consiguiente, a mi modo de ver, es muy importante realizar en primer lugar una evaluación exhaustiva del problema y la forma de abordarlo.

Cómo utilizar el algoritmo

Examinaremos el algoritmo paso a paso para determinar si el curso es adecuado para ti en estos momentos. Quizás observes, en primer lugar, que existen tres posibles resultados después de haber respondido a las preguntas del algoritmo. El primero, cuando el curso NO está indicado; el segundo, cuando el curso NO está indicado EN ESTOS MOMENTOS, lo que sugiere que hay algo que requiere ser resuelto antes de que lo inicies; y el tercero, cuando el curso completo SÍ está indicado y puedes pasar a la fase de preplanificación. Lee la próxima sección con atención, y si, cuando llegues al término de la misma, compruebas que el curso SÍ está indicado para ti, puedes llevarlo a cabo.

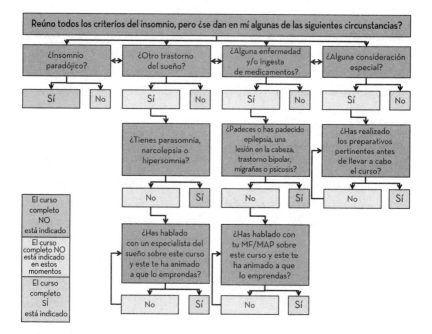

Así pues, en el supuesto de que reúnas todos los criterios del insomnio, incluyendo haberlo padecido durante al menos dos semanas, y no reúnas los criterios del insomnio paradójico, debemos averiguar si existe alguna enfermedad, trastorno o circunstancia preexistente que haga que algunas partes del curso no estén indicadas para ti. Sabemos por centenares de estudios que la TCC-I es, en términos generales, segura, efectiva y duradera. De hecho, la TCC-I ha sido utilizada con éxito en diversos grupos de pacientes, desde personas con trastornos depresivos o ansiedad hasta personas con diversos tipos de cáncer, enfermedades coronarias y fibromialgia. Por lo demás, numerosos estudios han confirmado que la TCC-I es adecuada para todos los grupos de adultos, incluyendo adultos mayores. Nuestra principal consideración aquí es el incremento en la somnolencia diurna, aunque temporal, causado por los aspectos del reajuste del horario de sueño (véase página 119) y control de estímulos cuando realices el curso (véase página 133), y el impacto adicional que una mayor somnolencia pueda tener sobre alguna enfermedad preexistente que quizá padezcas.

La otra consideración importante son las técnicas de distracción cognitiva (véase página 151), que quizás agraven los síntomas de algunas enfermedades específicas. Comprobaremos si eres candidato para el curso examinando tres ámbitos: otros problemas de sueño, enfermedades y medicaciones, y papeles y responsabilidades.

- -

Nota importante antes de que inicies el curso

Quiero hacer hincapié en que, antes de que inicies el curso, si visitas a un profesional de la salud, como un MF/MAP, consultor o especialista, debido a alguna enfermedad física o psicológica, o algún trastorno del sueño o medicación, debes hablar con tu médico sobre este curso y averiguar si hay algunos problemas existentes que te impidan realizar el curso completo. Entretanto, te recomiendo que revises y controles tu higiene del sueño (véase página 99) e inicies tu diario del sueño previo al curso (véase página 107).

- -

Otros trastornos del sueño

Es importante señalar que puedes tener dos o más trastornos del sueño al mismo tiempo, por lo que el hecho de tener otros trastornos del sueño no significa necesariamente que no puedas tener insomnio, y a la inversa. Existe un amplio abanico de trastornos del sueño, algunos de los cuales sugieren cautela y ser tratados antes de que puedas realizar el curso completo.

Tradicionalmente, los trastornos del sueño eran definidos bajo dos epígrafes principales: trastornos de inicio y de mantenimiento del sueño (DIMS, por sus siglas en inglés) y trastornos de somnolencia diurna excesiva (DOES, por sus siglas en inglés). Este sistema de clasificación de los trastornos del sueño, aunque hoy en día apenas se utiliza, nos ayuda en el sentido de que muchos DIMS pueden parecer insomnio sin serlo, mientras que los DOES no suelen dar la impresión de ser insomnio, pero pueden complicar la forma de resolverlos.

Aquí, me referiré a los DIMS y los DOES con que nos topamos con más frecuencia y explicaré si el curso es adecuado o no en cada caso, o lo que debes saber antes de iniciarlo.

Si bien los DIMS, como es natural, tienen que ver con el insomnio, también están relacionados con trastornos del ritmo circadiano.

Trastornos del ritmo circadiano

En líneas generales, los trastornos del ritmo circadiano (TRC) se refieren a cualquier circunstancia o dolencia que causa un desajuste entre los tiempos del ritmo circadiano biológico de sueño/vigilia y los tiempos del mundo externo (por ejemplo, el *jet lag* asociado a los viajes en avión). Esto puede deberse a eventos coyunturales, como realizar un trabajo rotativo por turnos durante un período prolongado o un cambio rápido en el huso horario (vuelos transmeridianos), una dolencia física que lo haga a uno más vulnerable (por ejemplo, la ceguera) o incluso un evento normal del desarrollo, como la pubertad. La diferencia principal entre las personas con insomnio y las personas que padecen un TRC es que, teniendo la oportunidad de dormir cuando lo deseen (*ad libitum*), es probable que las que padecen un TRC se duerman con facilidad, mantengan el sueño durante la noche y se sientan descansadas al despertarse, mientras que las que tienen insomnio no podrán dormirse ni mantener el sueño.

¿Tener un TRC es motivo para no poder realizar el curso completo (suponiendo que reúnas todos los criterios del insomnio)? No necesariamente, aunque, si padeces un TRC grave o este no ha sido tratado, el curso te resultará más duro. Por consiguiente, creo que es importante que veas a un especialista en medicina conductual del sueño con el fin de que valore y, en caso necesario, resuelva el TRC antes de que inicies el curso, dado que te resultará una experiencia mucho más fácil y, por tanto, obtendrás mejores resultados. Dicho esto, hay ocasiones en que un TRC puede parecer insomnio pero de hecho «explica mejor» el insomnio (véase «¿Qué clasificamos como insomnio?», en la página 46). Si el ciclo circadiano sueño/vigilia se adelanta, puede parecer insomnio terminal, y, si el ciclo circadiano sueño/vigilia se retrasa, puede parecer insomnio inicial. Esta es otra razón por la que conviene que un especialista valore un TRC antes de que inicies el curso.

Trastornos de somnolencia diurna excesiva

Los trastornos de somnolencia diurna excesiva (DOES), por otra parte, abarcan un amplio abanico de trastornos del sueño, incluyendo el síndrome de piernas inquietas (SPI), trastornos de movimientos periódicos de las extremidades, parasomnias, el síndrome de apnea obstructiva del sueño (SAOS), narcolepsia y trastornos de hipersomnia o hipersomnolencia.

Apnea obstructiva del sueño

El SAOS forma parte de una extensa familia de trastornos de la respiración relacionados con el sueño. Un evento de apnea ocurre cuando se produce un bloqueo parcial o total en la vía respiratoria superior, durante al menos 10 segundos, a lo largo de la noche. Este bloqueo, generalmente causado por la pérdida de tensión muscular alrededor de la vía respiratoria (velo del paladar), produce breves episodios de respiración superficial acompañados de fuertes ronquidos y, en algunos casos, pausas totales, aunque relativamente breves, en la respiración. En este caso, los niveles de dióxido de carbono en sangre aumentan a medida que los niveles de oxígeno en sangre disminuyen. El diafragma y los músculos pectorales tratan de insuflar de nuevo aire en los pulmones y señalan al cerebro que se despierte a fin de tensar los músculos en el velo del paladar y reabrir la vía respiratoria. El resultado es un violento resoplido, un resuello o un sonido, como si la persona se ahogara (no confundir con los fuertes ronquidos que indican que la vía respiratoria está parcialmente obstruida pero no cerrada), que la persona emite cuando la respiración vuelve a la normalidad.

Como cabe suponer, el intenso esfuerzo de respirar hace que la persona se despierte, interrumpiendo su sueño, aunque no siempre es consciente de que se ha despertado. Esto hace que la fase de sueño en la que se hallaba se fragmente. Todos experimentamos episodios de apnea en algún momento, con más frecuencia de lo que imaginamos, y hay muchas situaciones que incrementan el número de episodios de apnea que podemos experimentar en una noche, por ejemplo cuando estamos resfriados o tenemos una infección respiratoria. Por lo demás, muchas sustancias como el alcohol, el tabaco y algunos somníferos pueden aumentar también la frecuencia de episodios de apnea (cierres totales) o hipopnea (cierres parciales) durante la noche.

No obstante, el diagnóstico del síndrome de apnea obstructiva del sueño se determina sobre la base de cuántos episodios de apnea/hipopnea ocurren por hora de sueño. Menos de cinco episodios por hora de sueño se considera normal; más de cinco pero menos de quince episodios por hora de sueño se considera un SAOS leve; más de quince pero menos de treinta se considera un SAOS moderado, y más de treinta episodios por hora de sueño (1 cada 2 minutos) se considera un SAOS severo.

En el caso del SAOS, la persona suele decir al médico que no tiene un sueño reparador y se siente excesivamente somnolienta durante el día, teniendo incluso que hacer la siesta, o se queda dormida de vez en cuando sin darse cuenta, pero no conoce el motivo de esa excesiva somnolencia. Curiosamente, suele ser su pareja quien informa a la persona de que padece un trastorno del SAOS, pues la pareja se despierta debido a un patrón de fuertes ronquidos, seguidos de un rato de silencio y, por último, un violento resuello cuando la persona trata de inspirar aire. Otros síntomas que el paciente omite a veces comunicar al médico, pero que pueden ser útiles para identificar el SAOS, si no duermes con una pareja, aparte de la excesiva e inexplicable somnolencia diurna, son las jaquecas matutinas, la boca seca o el dolor de garganta por la mañana, un aumento de la tensión sanguínea, un inexplicable aumento de peso y/o frecuentes episodios de acidez de estómago.

Lamentablemente, dado que esa lista podría explicar también muchas otras enfermedades, tendrás que hablar de estos síntomas con tu MF/MAP para que te haga unas pruebas exploratorias a fin de determinar si padeces el SAOS. Contrariamente a lo que suele creerse, no es preciso que uno sea varón, de edad avanzada y con sobrepeso para tener el SAOS (aunque cada uno de estos tres factores aumenta el riesgo de padecerlo). De hecho, el caso más grave con el que me he encontrado era una mujer joven y delgada.

Así pues, ¿está indicado el curso completo para ti si padeces el SAOS e insomnio? La respuesta es NO en estos momentos. Lo que debes hacer es resolver el SAOS antes de iniciar el curso, ya que la leve privación de sueño causada por los aspectos del reajuste del horario de sueño (véase página 119) y control de estímulos (véase página 133) del curso puede incrementar la somnolencia diurna que ya está presente, debido al SAOS, haciendo que seas más propenso a sufrir accidentes y cometer errores.

La buena noticia es que existen excelentes opciones de tratamiento tanto para un SAOS leve/moderado como severo. Yo te recomiendo que pidas a tu médico que te derive a un especialista en medicina respiratoria o un otorrinolaringólogo. En la página 197 comentaré las opciones de tratamiento para el SAOS. Una vez resuelto el SAOS, y si el insomnio persiste, puedes realizar el curso completo, al igual que si padeces un trastorno de ritmo circadiano

(TRC) o un síndrome de piernas inquietas (SPI). Dicho esto, te recomiendo que hables con el especialista sobre el curso antes de iniciarlo, para asegurarte de que no hay nada que te impida llevarlo a cabo.

Narcolepsia

Es un trastorno neurológico que hace que la persona experimente «ataques de sueño» (episodios involuntarios e incontrolables durante los cuales se queda dormida durante el día). Los síntomas principales de la narcolepsia son excesiva somnolencia diurna, pérdida temporal del control voluntario de los músculos (conocido como cataplexia), alucinaciones y parálisis del sueño (incapacidad de moverse al despertar). En la mayoría de los casos, la narcolepsia es diagnosticada por un neurólogo, que practica al paciente una prueba de polisomnografía nocturna y una serie de pruebas de polisomnografía diurnas (denominadas «pruebas de latencias múltiples del sueño»). En estos casos, el diagnóstico se determina principalmente por la rapidez con que el paciente entra en la fase REM durante estas pruebas.

¿Puede ser este curso beneficioso para una persona con narcolepsia? Para ser sincero, hasta hoy no se han realizado, que yo sepa, unos estudios dirigidos a explorar el impacto de un tratamiento de TCC-I (bien el programa completo de seis-ocho semanas o unas versiones más breves, como esta) en personas con narcolepsia, y las recomendaciones cognitivas y conductuales que hay para personas aquejadas de narcolepsia tienden a ser lo contrario de lo que nosotros haríamos en el curso (por ejemplo, recomendar siestas de breve duración por las tardes). Por consiguiente, en estos momentos NO recomiendo el curso para una persona aquejada de narcolepsia, aunque el insomnio esté presente junto con la narcolepsia (lo que es más común de lo que se cree). Un neurólogo podrá diagnosticarte la narcolepsia que padezcas y, si conviene, trabajar contigo, junto con un especialista en medicina conductual del sueño, para ayudarte a resolver tu problema de insomnio.

Hipersomnia

El último trastorno de somnolencia diurna excesiva, o DOES, que abordaremos es la hipersomnia. La hipersomnia constituye una extensa categoría que comprende varios trastornos que se caracterizan por una somnolencia excesiva durante el día. En muchos casos, otra dolencia, enfermedad o trastorno puede explicar la hipersomnia (por ejemplo, el SAOS o la narcolepsia), pero en el caso de la hipersomnia idiopática existe una somnolencia excesiva diurna aunque la persona duerma lo suficiente, y algunas necesitan más de 10 horas de sueño por la noche. Así pues, la hipersomnia idiopática no suele presentarse junto con el insomnio, por lo que el curso NO estaría indicado en este caso.

Síndrome de piernas inquietas

El síndrome de piernas inquietas (SPI) o enfermedad de Willis-Ekbom, como se conoce también, es un trastorno caracterizado por la necesidad irresistible de mover las piernas, que suele ir acompañado de una molesta sensación de hormigueo en las piernas. Estos síntomas suelen empeorar cuando uno lleva sentado mucho tiempo (por ejemplo, en un avión) o a medida que avanza la tarde. En la mayoría de los casos, el SPI se alivia, aunque temporalmente, moviendo la zona afectada (esto es, andando). El SPI se parece mucho a una forma de insomnio inicial debido a que las personas que tienen este síndrome dicen que tienen dificultad en conciliar el sueño, pero esto es debido en gran medida a las sensaciones que experimentan. En mi experiencia, el SPI, al igual que los TRC, es uno de esos trastornos que, en algunos casos, «puede explicar de forma satisfactoria» el insomnio.

Otro de los aspectos que debemos mencionar con respecto al SPI es que vemos unos niveles muy altos asociados al embarazo, una menstruación abundante y/o una dieta pobre. Esto se debe principalmente a unos bajos niveles de hierro o una menor capacidad de fijar proteínas (que permanezcan en el cuerpo). Si sospechas que puedes tener el SPI debido a una de estas razones, consulta con tu MF/MAP y pídele que te haga una analítica para comprobar el nivel de ferritina en sangre. Si tienes el SPI debido a bajos niveles de hierro o la incapacidad de fijar el hierro, una vez resuelto este problema el SPI desaparece, en la mayoría de los casos, junto con la dificultad de dormir.

Para las personas que padezcan un SPI que no es debido a bajos niveles de hierro, un especialista en trastornos del movimiento (generalmente un neurólogo) podrá ayudarlas, y el curso NO es adecuado para ellas hasta que hayan resuelto su SPI (y, por supuesto, reúnan todos los criterios del insomnio después de haber superado el problema).

Trastorno de movimientos periódicos de las extremidades

El trastorno de movimientos periódicos de las extremidades (TMPE) es semejante en algunos aspectos al SPI (de hecho, alrededor de un 80% de las personas aquejadas de SPI tienen también TMPE, dado que a veces se producen calambres o una desagradable sensación en las piernas (aunque esto puede afectar también otras extremidades), pero el TMPE suele ser una experiencia más dolorosa que el SPI. Por otra parte, tiende a ocurrir cuando dormimos, al contrario que en el caso del SPI, y se asocia a movimientos bruscos de corta duración durante el sueño. En este caso el TMPE puede parecer, a primera vista, semejante a una forma de insomnio medio o terminal, puesto que las personas con TMPE dicen tener un sueño agitado y sentirse cansadas cuando se despiertan por la mañana.

Dicho esto, muchas personas con TMPE no dicen que se despierten por la noche o que tengan períodos prolongados de vigilia durante la noche que caracterizan al insomnio medio o terminal. El TMPE no tiene por qué impedirte seguir el curso completo si tienes insomnio. De hecho, la evidencia indica que la TCC-I puede ayudarte a resolver los síntomas de TMPE, pero siempre conviene que consultes con un especialista en trastornos de movimientos o medicina conductual del sueño si sospechas que tienes TMPE, con el fin de obtener una valoración correcta y un plan de tratamiento antes de iniciar el curso.

Parasomnias

Existe una amplia variedad de parasomnias, incluyendo pesadillas, terrores nocturnos, sonambulismo, bruxismo (rechinar los dientes), despertares confusionales, parálisis del sueño y trastorno de conducta durante el sueño REM (TCSR). En esencia, las parasomnias se asocian a un despertar del sueño REM o un despertar parcial del sueño no-REM. En términos más sencillos, dos estados (vigilia y un estadio de sueño) chocan, haciendo que la persona realice unas acciones que normalmente no se producirían dado que el cuerpo debería estar en un estado de parálisis parcial o total. Al igual que una persona con un trastorno de movimiento periódico de las extremidades, o TMPE, un paciente que padece una parasomnia dice tener a veces un sueño agitado y sentirse cansado al despertarse, pero es probable que no recuerde haberse despertado durante la noche.

Sin embargo, a diferencia del TMPE, aconsejo a una persona con una parasomnia que acuda a un neurólogo o un especialista en medicina conductual del sueño para recibir el tratamiento adecuado y que NO emprenda el curso, aunque reúna todos los criterios de insomnio. La dificultad estriba en que la leve privación de sueño causada por los aspectos del reajuste del horario de sueño (véase página 119) y control de estímulos (véase página 133), puede incrementar las probabilidades de un episodio de parasomnia. Un buen comienzo sería abordar la higiene del sueño (véase página 99) y llevar el diario del sueño previo al curso, mientras esperas entrevistarte con el especialista.

En resumen

Si tienes el TRC o el TMPE, te recomiendo que realices el curso completo, aunque convendría que resolvieras antes tu TRC o TMPE a fin de que el curso te resulte más llevadero. Si tienes el SPI o el SAOS, te aconsejo que acudas al especialista para que valore tu situación y que recibas tratamiento antes de iniciar el curso, para asegurarte de que el SPI o el SAOS no explican tus síntomas. Y, en el caso de que tengas una parasomnia, una narcolepsia o una hipersomnia, el curso NO es adecuado para ti y deberías consultar con un especialista en medicina conductual del sueño u otro profesional de la salud para hablar sobre las opciones de tratamiento.

Enfermedades y medicaciones

Ya he mencionado que la TCC-I es muy eficaz en personas aquejadas de una amplia variedad de enfermedades físicas y psicológicas, pero ¿existen algunas enfermedades que desaconsejan que la persona realice el curso?

La respuesta se divide en dos partes: cualquier enfermedad o dolencia que no es tratada puede ser un problema, y cualquier enfermedad o dolencia en la que exista siquiera una leve privación de sueño agrava la enfermedad.

En cuanto a la primera parte de la respuesta, se remite al diagnóstico del insomnio y al sexto criterio (véase página 52) de que el insomnio no debe ser «explicado de forma satisfactoria» por otra enfermedad o dolencia. Si después de recibir un tratamiento adecuado para la otra dolencia (es decir, cuando la otra dolencia se ha estabilizado) el insomnio persiste, nada impide que lleves a cabo el curso. No obstante, como he dicho antes, aconsejo a cualquiera que padezca una enfermedad, dolencia o trastorno que hable con su MF/MAP sobre el curso antes de iniciarlo, con independencia de si está controlada o no la otra enfermedad o dolencia, para mayor seguridad.

Existen seis enfermedades o circunstancias específicas en las que el curso NO está indicado: trastorno bipolar, psicosis, epilepsia o si la persona tiene una historia de convulsiones, trastorno por estrés postraumático (TEPT), migrañas o lesiones en la cabeza.

En todos estos casos, la leve privación de sueño debida al reajuste del horario de sueño (véase página 119) y control de estímulos (véase página 133) puede hacer que la enfermedad existente empeore rápidamente. Por otra parte, las estrategias utilizadas en la técnica de distracción cognitiva (véase página 151) pueden ser también problemáticas y desencadenar un empeoramiento de los síntomas, especialmente en el caso de TEPT, psicosis o migrañas. Esto no significa que la TCC-I no sea eficaz en una persona que padezca cualquiera de estos trastornos (de hecho, la evidencia indica que resulta efectiva en todos los casos), pero es imprescindible que la persona reciba una monitorización individual y apoyo constante de un profesional de la salud, preferiblemente con conocimientos de medicina conductual del sueño.

¿Y las medicaciones?

La mayoría de las medicaciones que atraviesan la barrera hematoencefálica afectan al sueño de una u otra forma. Algunas pueden perturbar el sueño, mientras que otras hacen que nos sintamos más somnolientos o cansados durante el día. Aquí te muestro tres preguntas que debes hacerle a tu MF/MAP:

1. ¿Algunas de las medicaciones que estoy tomando actualmente pueden afectar mi sueño?
2. ¿Alguna combinación de medicaciones que estoy tomando actualmente pueden afectar mi sueño?
3. ¿Algunas de las medicaciones que estoy tomando actualmente podrían verse afectadas por un breve período de leve privación de sueño?

Si la respuesta a estas tres preguntas es negativa, y siempre que reúnas todos los criterios del insomnio, puedes realizar el curso completo. Si tomas medicaciones que pueden afectar tu sueño, o pueden verse estas afectadas por un breve período de leve privación de sueño, conviene que contemples con tu MF/MAP tomar una medicación alternativa o que adoptes unas contramedidas durante el curso que minimicen el impacto de la medicación.

Recuperación

Por último, quiero comentar en esta sección el tema de la recuperación. Aunque algunos estudios han utilizado la TCC-I en personas que se recuperan del abuso de sustancias, con buenos resultados, este grupo de personas se enfrentan a otros problemas que merecen ser tenidos en cuenta.

Aunque no digo que el curso no sea adecuado para ti, suponiendo que este sea tu caso, ante todo conviene tener en cuenta cuánto tiempo llevas en recuperación. Sabemos, por ejemplo, que un consumo prolongado de sustancias como el alcohol o la cocaína altera de modo notable la arquitectura de nuestro sueño. Durante la primera parte de nuestra recuperación tenemos problemas de sueño, mientras tratamos de establecer, tanto biológica como socialmente, nuevos patrones y rutinas de sueño. No conviene añadir a esto un período, aunque breve, de leve privación de sueño, por lo que te recomiendo que cumplas al menos dieciocho meses de recuperación antes de iniciar el curso, y que antes de hacerlo hables del curso con tu MF/MAP o especialista.

¿Qué sucede si durante la recuperación padeces un insomnio agudo? De nuevo, es una situación que opino que requiere un asesoramiento y apoyo adicional, por lo que te recomiendo que consultes con un especialista en medicina conductual del sueño para que te prescriba un tratamiento individualizado.

Así pues, para resumir esta sección, antes de iniciar el curso debes hablar de él con tu MF/MAP si tienes alguna enfermedad o trastorno o tomas alguna medicación (aparte de las seis enfermedades o trastornos mencionados arriba, en los que el curso no está indicado para ti). Si tu enfermedad está controlada, la medicación que tomas no se verá afectada por un breve período de leve privación de sueño y tu MF/MAP no ve ninguna razón que te impida seguir el curso, puedes realizar el curso completo. Por último, si estás en recuperación, puedes realizar el curso completo siempre que lleves al menos dieciocho meses en recuperación y hayas hablado del curso con tu MF/MAP.

Papeles y responsabilidades

Aquí voy a centrarme principalmente en ocupaciones que creo que requieren mayor cautela. No digo que el curso completo no sea adecuado, solo que en estos casos es preciso extremar la prudencia y la atención, además de llevar a cabo una mayor planificación antes de iniciarlo.

Me refiero principalmente a ocupaciones en que incluso una pequeña privación de sueño, aunque sea durante un breve período, puede perjudicar a la persona o a otros. Hablamos de cualquier trabajo que conlleve conducir durante mucho tiempo (por ejemplo, camioneros que conducen durante muchas horas, conductores de autobús, taxistas, maquinistas), que exija un intenso nivel de atención y concentración durante largos períodos de tiempo (por ejemplo, controladores aéreos) o mantener la concentración durante largo rato (por ejemplo, cirujanos).

En estos casos convendría que cambiaras el horario de tus compromisos laborales de la semana, o, si no es posible, que iniciaras el curso durante el fin de semana (o te tomaras unos días libres), cuando ocurre la mayor parte de la leve privación de sueño, para que el curso te resulte más llevadero.

También es preciso tener en cuenta la ocupación, a la que no se suele dar importancia, de cuidador o cuidadora, ya sea de niños, adultos mayores o personas aquejadas de una enfermedad o trastorno que requieren ayuda. Y sí, yo clasifico a cualquiera que cuide de otra persona como cuidador o cuidadora, bien sea un trabajo remunerado o no. De nuevo, recomiendo que la persona procure disponer de una ayuda adicional, siempre que sea posible y oportuno, mientras sigue el curso. Lo que me preocupa en este caso es el impacto temporal que una leve privación de sueño pueda tener en su estado de ánimo y su capacidad de llevar a cabo una ocupación de por sí estresante y/o unas circunstancias vitales estresantes.

Niños

¿Está indicado el curso para niños? Que yo sepa, la TCC-I no se ha utilizado nunca con niños, debido a que, si estos padecen insomnio, no suele ser el mismo tipo de insomnio que en un adulto. Por tanto, la TCC-I y este curso NO están indicados para niños (menores de dieciocho años), puesto que pueden resultar más perjudiciales que beneficiosos debido a los aspectos del reajuste del horario de sueño y control de estímulos, los cuales pueden interferir con el desarrollo «normal» del niño. En caso de insomnio infantil, siempre recomiendo consultar con un especialista en medicina pediátrica del sueño para que realice una exploración exhaustiva.

Adultos mayores

Por último, hablemos de los adultos mayores. Existen numerosos estudios publicados que confirman que la TCC-I completa y unas versiones más breves, como esta, son adecuadas y tan efectivas en adultos mayores como en adultos jóvenes. Dicho esto, opino que debemos explorar un problema específico a la hora de tratar el insomnio en adultos mayores, esto es, el peligro de que se caigan.

Aunque todos podemos sufrir caídas, los elevados niveles de enfermedad y medicación hacen que los adultos mayores sean muy vulnerables a las caídas. (Si has sufrido una caída en el pasado, lo que de por sí aumenta el riesgo de que sufras otra en el futuro, o si crees que eres más vulnerable a caerte, por la razón que sea, te recomiendo que leas la nota especial sobre alternativas a abandonar la cama y alternativas a abandonar el dormitorio en la página 141.) Aparte de eso, el resto del curso no presenta ningún problema.

Trabajo por turnos

¿El curso es adecuado para alguien que realiza un trabajo por turnos? La respuesta a esto es sí y no, dependiendo del horario de los turnos y la frecuencia con que cambian los patrones de turnos.

Para alguien que realiza un trabajo por turnos en que el horario no varía, no hay ningún inconveniente importante en que realice todo el curso. Dicho esto, es preciso tener en cuenta la leve privación de sueño que se produce debido al reajuste del horario de sueño (véase página 119) y control de estímulos (véase página 133), ya que muchas personas que realizan un trabajo por turnos de noche suelen padecer cierta privación de sueño puesto que es más difícil, logística y biológicamente, dormir durante el día debido al ritmo circadiano de sueño/vigilia.

No obstante, si realizas un trabajo por turnos rotativos, esto puede ser problemático y NO recomiendo que sigas el curso completo mientras lleves a cabo estos turnos. La razón es que, como verás más adelante, una de las partes más importantes del curso es determinar tu plan personal de sueño y seguirlo a pies juntillas todos los días. Esto te resultará imposible si realizas un trabajo por turnos rotativos, dado que no podrás adherirte a tu nuevo patrón de sueño debido a los cambios en el horario de trabajo. Si realizas un trabajo por turnos rotativos, te recomiendo que consultes con un especialista en medicina conductual del sueño para que determine si padeces un trastorno del ritmo circadiano enmascarado por lo que parece insomnio antes de iniciar el curso. Si no existe un TRC, te aconsejo que hagas todo EXCEPTO el reajuste del horario de sueño y control de estímulos, y luego consultes con un especialista en medicina conductual del sueño para que te ayude a crear un plan para abordar los aspectos del reajuste del horario de sueño y control de estímulos del curso.

En resumen, debes tener en cuenta en qué medida un breve período de privación de sueño afectará los papeles y las responsabilidades que tienes en tu vida. Si ejerces una ocupación en la que debes extremar las precauciones y/o disponer de un apoyo adicional, siempre y cuando tomes esas precauciones puedes realizar el curso completo. Lo importante es asegurarte de que tú y otras personas no sufrís ningún perjuicio durante el curso. En líneas generales, me remito a las pautas que se publican todos los días con las miles de medicaciones que pueden causarnos somnolencia o modorra durante el día: si te sientes somnoliento o con la cabeza espesa, «no conduzcas ni manipules herramientas o maquinaria».

Preplanificar

Aunque sería estupendo emprender el curso sin mayores problemas, a mi modo de ver conviene llevar a cabo cierta preplanificación. De hecho, incrementará tus probabilidades de completar el curso y beneficiarte de todas sus ventajas. ¿A qué me refiero con preplanificación? Hablaré de ello en dos áreas principales: preplanificación para ti y preparar a los demás.

Preplanificación para ti

Es probable que puedas apuntar varias razones por las que debas iniciar el curso en otro momento, especialmente después de lo que acabo de comentar sobre la necesidad de tener en cuenta ciertos factores y tomar ciertas precauciones. Quizá te preguntes: ¿debería llevarlo a cabo durante una época de menos estrés en el trabajo? ¿Debería esperar a iniciarlo cuando esté de vacaciones? ¿Debería esperar a que las cosas se calmen un poco? ¿Debería esperar e iniciar el curso cuando los niños estén de vacaciones?

Con respecto a estas consideraciones, diré que, si has llegado hasta aquí y todo está en orden, incluyendo tomar ciertas medidas en caso necesario, puedes empezar a prepararte para el curso cuando lo desees, pero mejor más pronto que tarde. Mis razones para afirmar esto son dobles:

1. Todos tenemos la costumbre de posponer las cosas, y cuanto más las posponemos más probable es que no las hagamos nunca. Es de suponer que compraste este libro, o te lo dieron, por alguna razón. Si reúnes todos los criterios del insomnio y no existe ningún problema o circunstancia importante que requiera una atención especial (véase «¿Soy un candidato para el curso?» en la página 74), nada te impide empezar a planificar el curso ahora mismo.

2. Al finalizar el curso quiero que puedas dormir con normalidad en cualquier ambiente, en cualquier circunstancia «normal». Si inicias el curso después de tomar numerosas precauciones (por

ejemplo, enviar a los niños a casa de un familiar o a hibernar en la lejana Nueva Escocia), te resultará más difícil integrar los éxitos que obtengas con el curso en tu rutina cotidiana. Según mi experiencia, no existe una diferencia real entre quienes toman ese tipo de precauciones adicionales (salvo en caso necesario) y quienes no lo hacen, en términos de éxito, pero las personas que extreman las precauciones suelen preocuparse más sobre la forma de integrar su éxito en su día a día después de haber completado el curso.

Medicamentos con receta

El siguiente paso en la preplanificación se refiere a los medicamentos con receta que se utilizan para dormir. Si tomas somníferos u otros medicamentos para dormir, ¿debes dejar de tomarlos antes o después del curso, suponiendo que debas hacerlo? La decisión depende de ti, y yo te recomiendo que hables del tema con tu MF o MAP. Mi consejo es que tomes una decisión, sea cual sea, y la mantengas durante todo el curso.

Sabemos que el hecho de cambiar muchos comportamientos de golpe reduce la probabilidad de llevarlos a cabo como es debido, por lo que conviene que preplanifiques si seguirás tomando la medicación o no antes de iniciar el curso. He comprobado que, en general, cuando una persona viene a verme, quiere dejar de tomar somníferos, si los toma, porque cree que ya no le hacen efecto o no le gusta tomar somníferos y busca una solución alternativa no farmacológica. Si decides dejar de tomar somníferos, ES PRECISO que consultes antes con tu MF o MAP. Ellos te ayudarán aconsejándote la dosis que debes reducir y a lo largo de cuánto tiempo. ¿Cuánto tiempo debes dejar de tomar somníferos antes de iniciar el curso? Yo diría que al menos dos semanas, para que, cuando completes tu diario del sueño previo al curso, este muestre de forma fehaciente cómo duermes ahora sin medicación.

¿Y si decido seguir tomando la medicación? Mi primera consideración a este respecto es el mismo problema al que me he referido antes: es posible que te resulte más difícil integrar o trasladar esos éxitos a tu rutina diaria, después de completar el curso, sin medicación.

Otra cosa que quiero decir sobre los somníferos es que a veces podemos vernos en una situación engorrosa cuando los tomamos, especialmente a la larga. Con esto me refiero a que, en mi experiencia, un reducido número de personas dicen que prefieren seguir tomando somníferos durante el tratamiento, y esto suele ocurrir por una o dos razones: o bien la persona dice que le produce cierto alivio en términos de sueño «de vez en cuando», o ha intentado dejarlos pero ha vuelto a tener insomnio.

Examinemos estos dos problemas más a fondo. Con respecto a la primera afirmación, ¿recuerdas lo que dije sobre la variabilidad de una noche a otra en personas con insomnio, así como en dormidores buenos (página 50)? Por tanto, lo que vemos aquí es esa noche «rara» pero predecible en que la persona consigue dormir debido a las variaciones «normales» en los patrones de sueño y que puede no deberse a la medicación. ¿Recuerdas cuando me referí al homeostato del sueño y dije que se va saturando (incrementando la presión del sueño) y no se reinicia hasta que conseguimos dormirnos (véase página 26)? Con el tiempo la presión del sueño alcanza un punto tan intenso que la persona se duerme al margen de que padezca o no insomnio. En algunos casos la persona atribuye innecesariamente esa noche de sueño razonable a la medicación.

En cuanto a la segunda afirmación, en este caso conviene tener presente que el insomnio que quizás experimentes (no todo el mundo lo experimenta) cuando dejas de tomar somníferos no es el mismo insomnio que tenías antes. Este nuevo período de insomnio es muy específico y se denomina «insomnio de rebote», puesto que es el hecho de dejar de tomar somníferos lo que desencadena este período de alteración del sueño, bien químicamente o debido a la ansiedad, y no una recaída en sí misma. En la mayoría de los casos, esto se resuelve antes de alcanzar el umbral de dos semanas de una alteración del sueño.

¿Qué tipo de dormidor deseas ser?

Como quizás hayas observado, desde mi punto de vista, el estadio de preplanificación gira principalmente en torno a qué tipo de dormidor deseas ser cuando completes el curso. Nuestro objetivo aquí es llegar a una situación en la que duermas mejor y dejes de preocuparte, enojarte y deprimirte cuando pienses en la cama o en acostarte, o cuando te dispongas a conciliar el sueño. Si bien el curso te ayudará a resolver todas esas preocupaciones e inquietudes (así como el problema de sueño), cuantas más precauciones tomes (salvo que sean imprescindibles, como en las ocupaciones a las que me he referido más arriba), más frágil te parecerá que ha sido el éxito del curso. Esto no es lo ideal, puesto que el hecho de considerar su éxito «frágil» no hará sino aumentar las probabilidades de que sufras una recaída en el futuro debido a la ansiedad.

La cuestión de qué tipo de dormidor quieres ser también se plantea a menudo cuando hablamos sobre parejas y si conviene que los miembros de la misma ocupen dormitorios separados durante el curso. Es muy habitual, siempre que sea práctico y posible, que las personas con insomnio duerman separadas de su pareja por varias razones, principalmente porque la persona con insomnio no quiera molestar a su pareja durante la noche moviéndose de un lado a otro en la cama, encendiendo la luz para leer o mirar la televisión en la cama, etcétera. Si no duermes separado de tu pareja, suponiendo que tengas pareja, cuando leas las instrucciones del Día 1 y el Día 2 del curso, te aseguro que te sentirás más tentado de irte a dormir a otra habitación, si ello es posible. Antes de que lo hagas, mi pregunta sigue siendo la misma: ¿qué tipo de dormidor quieres ser cuando completes el curso? Si tu objetivo es volver a dormir con tu pareja en el mismo dormitorio, si habéis estado durmiendo separados o si no has abandonado el dormitorio y deseas seguir compartiendo el mismo dormitorio en el futuro, deberías completar el curso en la misma cama. Como es natural, conviene que hables de esto con tu pareja, ya que el hecho de prepararla es tan esencial, si no más, para el éxito del curso.

Lo que necesitas para el curso

Lo último que debemos comentar en términos de su preplanificación es de carácter más práctico. Estos son los objetos físicos que necesitas para realizar el curso. En primer lugar, una calculadora. El curso requiere que hagas numerosos cálculos a fin de establecer tu plan personal de sueño, las adaptaciones o modificaciones necesarias en el plan, y para descifrar las probabilidades de que ocurra algo cuando hablemos sobre los pensamientos catastróficos nocturnos (véase página 156). En cada caso, una sencilla calculadora es suficiente e imprescindible. Te proporcionaré, cuando sea oportuno, unos ejemplos de cómo hacer los cálculos, y además te mostraré las ecuaciones. Otros objetos que necesitas son un bolígrafo, para escribir tus diarios (tanto los diarios del sueño como los diarios de control cognitivo), y un bloc de notas. Lo más práctico a mi modo de ver es utilizar un bloc de notas sin estrenar, destinado exclusivamente al curso, en el que tomar notas, hacer cálculos y anotar diversas actividades, y guardarlo junto con los diarios de control cognitivo en un mismo lugar.

Preparar a los demás

Volviendo al tema de la pareja, aunque disponemos de escasa evidencia al respecto, la que existe indica que la pareja tiene una influencia notable en el éxito del curso. Desde ofrecer un apoyo físico —comprar té de frutas para sustituir el café, como en el caso de un paciente—, hasta el apoyo emocional —la pareja de otro paciente le dijo que veía los beneficios del curso en su estado de ánimo, que había mejorado visiblemente—, y hasta detalles más pequeños que pueden tener un impacto importante.

Más abajo muestro una lista, de un estudio que dirigí hace un par de años (junto con el doctor Vincent Deary y la doctora Wendy Troxel), de las diez formas de apoyo más habituales, tanto positivo como negativo, que han demostrado influir en el resultado de un programa completo de seis semanas de TCC-I, que también son aplicables en este caso.

Apoyo positivo	Apoyo negativo
1. Me despertaba si yo hacía una siesta	1. Le preocupaba que el tratamiento fuera solo temporal
2. Me disuadía de abandonar el tratamiento	2. No cree en la TCC-I
3. Me impedía utilizar tecnología en el dormitorio	3. Se quejaba de que yo abandonara el dormitorio por las noches
4. Creía en mi capacidad de sobrellevar la TCC-I	4. Me dejaba dormir de vez en cuando
5. Me motivaba para continuar	5. Insistía en que mantuviéramos las mismas rutinas a la hora de acostarnos
6. Me ayudaba a encontrar cosas que hacer por las noches	6. Decía que era difícil convivir conmigo porque siempre estaba cansado
7. Entiende la importancia de la higiene del sueño	7. Se quejaba de que yo no parecía mejorar
8. Se quedaba despierto conmigo hasta bien entrada la noche	8. Me decía que me quedara en la cama y tratara de dormir
9. Hacía comentarios positivos sobre la mejoría en mi estado de ánimo	9. No quiere consultar al médico sobre sus ronquidos
10. Me preguntaba sobre el contenido de las sesiones	10. No quería hacerme compañía por las noches

Como puedes comprobar, las mayores barreras por parte de la pareja, según los pacientes, se centraban en la resistencia a, o la preocupación sobre, el impacto que los cambios en la rutina, el entorno o la conducta tendrían en su relación. En estas situaciones, esto podría resolverse informando a la pareja sobre la TCC-I y, concretamente, las razones por las que es importante que modifiques algunas de tus rutinas, hábitos y conductas. Sugiero que pidas a tu pareja que lea algunas secciones del libro para hacerse una idea de por qué te pedimos que realices esos cambios. Concretamente, recomiendo leer «¿Qué es el insomnio?» (página 45), «Cómo se desarrolla el insomnio» (página 58) y «¿Qué aspecto tiene el insomnio?» (página 65), para empezar.

A continuación, sería útil que ambos miembros de la pareja exploraran las expectativas del otro, así como las propias y, en caso necesario y práctico, hablaran de los aspectos del contenido del curso que les preocupa antes de que lo inicies. Una forma de hacerlo es que redactes una lista, como la que aparece más arriba, indicando lo que crees que sería beneficioso para ti y lo que no te ayudaría, y pedir a tu pareja que haga otro tanto.

Comenzad por la parte superior de la lista e id descendiendo a través de cada sugerencia o comentario, identificando el posible problema y tratando de llegar a una solución que os satisfaga a ambos. Habrás observado que no utilizo la palabra «acuerdo», sino «solución». El motivo es que no debes contemporizar respecto a lo que yo te pido que hagas, de lo contrario el curso será menos eficaz en tu caso y quizá no resuelvas tu problema.

Aquí, os pido a ambos que identifiquéis posibles obstáculos y problemas y busquéis la forma de resolverlos sin convertir el curso en una versión *light* del mismo. Hace poco un paciente me ofreció un excelente ejemplo de cómo conseguirlo. En este caso, el marido, Max, no solo protestaba por tener que acostarse solo, sino que no quería esperar a que su esposa, Juliana, se acostara a la hora indicada en su plan de sueño personal, porque él tenía que levantarse muy temprano para ir a trabajar. Por otra parte, temía que el hecho de acostarse solo, aunque fuera durante breve tiempo, pudiera perjudicar la relación entre ambos, ya que llevaban siete años acostándose siempre juntos a la misma hora. Llegué a la conclusión de que debían utilizar mi versión del «rato dedicado a achucharse» (véase página 31). A la hora «normal» en que solían acostarse, ambos se irían a la cama pero con dos condiciones: Juliana debía abstenerse de tratar de dormir durante ese rato y, al cabo de unos 15 minutos, abandonaría el dormitorio. El problema se resolvió sin menoscabo para el curso ni la relación entre los esposos, y ambos quedaron satisfechos.

Por supuesto, tu pareja no es la única que puede ofrecerte un apoyo adicional mientras sigues el curso. La decisión de comunicar a las personas que te rodean que vas a realizar el curso debes tomarla tú, pero tus amigos, familiares y colegas de trabajo pueden ser otras fuentes de ayuda e inspiración.

Mi última palabra sobre el tema del apoyo es: apóyate en tu pareja pero no dependas de ella. El estudio que he mencionado más arriba demostró que algunas parejas se involucran tanto en el tratamiento de su pareja que puede afectar de forma negativa el resultado del tratamiento.

Un ejemplo de esto quedó patente en una entrevista con un paciente (Simon), durante la cual me dijo que su pareja se «responsabilizaba» de impedir que se quedara dormido en el sofá por la tarde, como solía hacer. Simon se había quedado dormido en varias ocasiones en el sofá, pero su pareja no le había despertado porque pensaba que le vendría bien descabezar un sueñecito. Recuerdo la frase que utilizó Steve, la pareja de Simon: «Al menos así puede dormir un rato, lo cual es bueno, ¿no?» Este no es el caso, puesto que dormirse en el sofá tendría el mismo efecto sobre el sueño de su pareja que hacer una siesta a última hora del día (ver página 26).

En otro caso, la pareja (Dominic) preguntaba a su novia (Amrita) cada noche, cuando se acostaban, qué pensaba sobre su insomnio, y cada mañana, cuando ella se despertaba, le preguntaba qué tal había dormido la víspera. Esto no solo era frustrante para Amrita, sino que la obligaba a pensar en su insomnio todo el día, incrementando la preocupación que le causaba su sueño.

Creo que es necesario hallar un término medio entre una persona que ofrece su apoyo pero no se inmiscuye demasiado, y menos que se «responsabilice» del tratamiento del otro, y una persona que se resiste a dicho tratamiento e incluso lo entorpece. Lo importante es hablar de estos problemas y resolverlos antes de que inicies el curso.

Higiene del sueño

Quizás hayas oído hablar o hayas leído sobre la higiene del sueño, o incluso la hayas incorporado a tu vida. De hecho, en muchos casos, cuando veo a personas con insomnio, estas me dicen, en nuestra primera entrevista, que han probado la higiene del sueño pero no les ha dado resultado. Lo primero que quiero decir sobre la higiene del sueño, y lo que digo a los pacientes que me aseguran que lo han probado sin éxito, es que tienen razón. Es poco probable que una mala higiene del sueño sea la causa de tu insomnio o que el hecho de observar todos los principios de una buena higiene del sueño consiga resolver, por sí solo, tu insomnio. Piensa que muchas personas no practican una buena higiene del sueño, sino que hacen todo lo contrario de lo que recomendamos, y sin embargo duermen estupendamente.

Por tanto, quizá te preguntes: ¿por qué nos molestamos en hablar de eso? La razón es que, aunque la higiene del sueño no resolverá tu insomnio, cuando hayas completado todas las técnicas descritas en la segunda parte, durante la semana siguiente, lo más seguro es que verás mejores resultados si practicas una buena higiene del sueño. Por otra parte, mantener una buena higiene del sueño puede ofrecerte cierto nivel de «sueño reparador» en el futuro. ¿A qué nos referimos con «higiene del sueño»? Se trata de una serie de pautas que contribuyen a promover un entorno (el dormitorio) y una rutina saludables con respecto al sueño.

El dormitorio

Debe ser fresco, oscuro y silencioso. Sabemos que el calor, la luz y el ruido pueden despertar a una persona, pero, lo que es más importante, estas tres cosas no tienen forzosamente que despertarnos para perturbar nuestro sueño (como explico en «Activación cortical» en la página 71). Sabemos que el calor, la luz y el ruido pueden fragmentar nuestro sueño e impedirnos consolidar el sueño profundo y reparador que necesitamos.

Fresco, oscuro y silencioso

Una cosa es decir «fresco, oscuro y silencioso», pero en algunas circunstancias esto resulta complicado, así que debemos pensar de forma creativa. Quizá no queramos, o no podamos permitirnos, tener unas persianas o cortinas costosas que impidan que penetre la luz, pero podemos utilizar un buen antifaz. Por otra parte, hay circunstancias en que una oscuridad absoluta no es lo ideal, por lo que conviene tener en el pasillo una luz tenue pero visible, por ejemplo para prevenir tropezones y caídas.

Asimismo, en los casos en que no es práctico tener las ventanas abiertas por la noche, mantenerlas abiertas durante un par de horas antes de acostarse, con las cortinas cerradas, puede contribuir a mantener un ambiente fresco, sobre todo en los meses de verano. Por otra parte, es probable que no puedas reducir el ruido fuera del dormitorio (por ejemplo, el tráfico o los pájaros que cantan a primera hora de la mañana), por lo que te recomiendo que utilices unos buenos tapones para los oídos.

Un objeto muy útil que ayuda a combatir el ruido y el calor es un ventilador eléctrico. No solo refresca, sino que proporciona cierto grado de ruido blanco de fondo, y sabemos que el ruido blanco ayuda a enmascarar un ambiente ruidoso cuando no se puede reducir el ruido o los tapones para los oídos no son una solución práctica (por ejemplo, en el caso de los cuidadores).

Sabemos que algunas personas no toleran ningún tipo de ruido en el dormitorio, ni siquiera el ruido blanco. Este problema, en mi opinión, tiene que ver con una elevada activación cortical. En tal caso, ¿un ventilador eléctrico sería una buena idea? Mi respuesta sigue siendo sí, pero debemos «normalizar» ese sonido para ti. La forma de hacerlo es mediante un proceso de insensibilización. Así pues, graba el ruido que emite el ventilador, durante unos 20-30 minutos, y escúchalo tantas veces como quieras durante el día a lo largo de la próxima semana, cuando te sientas despierto y alerta. Este proceso, después de escuchar la grabación numerosas veces, normalizará el sonido, y el ventilador, o si lo deseas una máquina de ruido blanco en su lugar, dejará de ser un problema.

Ropa de cama y colchones

Mucha gente me pregunta sobre colchones, edredones o colchas, almohadas y sábanas, qué tipo de colchones y tejidos de ropa de cama son los mejores para favorecer el sueño. La respuesta es bien simple: los que tú prefieras. Es curioso, pero no solemos dedicar mucho tiempo a elegir un colchón o las ropas de cama, aunque sin duda pasamos más tiempo en nuestra cama que en nuestro coche (y no solemos adquirir un coche en menos de una hora).

Con respecto a los colchones, mi consejo es que vayas a la tienda y pruebes tantos como sea necesario hasta dar con el que te resulte más cómodo. Recuerda que debes calibrar la comodidad del colchón tumbado de costado y boca arriba, puesto que solemos cambiar de postura muchas veces durante la noche. Si tienes pareja, no seas tímido y pídele que se tumbe en el colchón junto a ti para probarlo.

Los edredones y las colchas son otro ámbito al que no solemos dedicar mucho tiempo para hallar los que más nos convienen. No entraré a juzgar si son mejores las fibras naturales o las sintéticas, dado que ambas tienen sus ventajas e inconvenientes, pero te recomiendo que tengas en cuenta los cambios de temperatura durante el año. Personalmente, me gustan los edredones formados por dos piezas divisibles porque son muy útiles en invierno y en verano puedo quitar una. Por otra parte, si tienes frío o calor por la noche, es más fácil, y menos perturbador para tu sueño, quitar el edredón o añadir otra pieza que levantarte de la cama para subir la calefacción o abrir o cerrar una ventana.

Un último comentario a propósito de edredones, en particular si tienes pareja, es que merece la pena adquirir dos y de un tamaño mayor que el espacio que vaya a ocupar. Por ejemplo, nuestra cama es de tamaño matrimonio extragrande, de modo que tenemos dos edredones. ¿Por qué? De nuevo, para mí constituye un problema de temperatura. Si tengo frío, suelo «robarle» a mi pareja buena parte del edredón, dejándola destapada. Luego, al cabo de una hora, tengo calor y arrojo el edredón al suelo, junto a mi lado de la cama, para recuperarlo si vuelvo a tener frío. Es injusto, lo sé, de modo que la forma de resolver el tema, y cualquier queja a la mañana siguiente, es que cada cual disponga de su propio edredón. El motivo de utilizar uno más grande que el espacio que ocupa, en mi opinión, es que, si tienes frío por la noche, tendrás la sensación de que tienes que cubrir una superficie más reducida si dispones de un solo edredón cuyo tamaño es la mitad de la cama. Sin embargo, aunque creo que la suma es mayor que las partes, al menos en el caso de los edredones, utilizo unas partes más grandes para contrarrestar mi afán acaparador.

En cuanto a las almohadas, depende también del gusto de cada cual sobre qué tipo o cuántas debe haber en la cama (yo prefiero dos), pero es importante reponerlas cuando sea conveniente. Por alguna razón, los hombres se resisten más que las mujeres a reponer sus almohadas. Suelen conservar las que utilizaban cuando iban al colegio o a la universidad, y casi nunca reponen la almohada. En cualquier caso, para saber cuándo conviene reponer una almohada, sostenla frente a ti en sentido horizontal. Si la almohada se dobla por la mitad, significa que ya no sirve y ha llegado el momento de reponerla. En cuanto a materiales, el algodón es excelente porque permite que circule el aire y pesa poco, mientras que la seda contribuye a regular tu temperatura corporal refrescándote cuando tienes calor y procurándote calor cuanto tienes frío. De nuevo, merece la pena adquirir ropa de cama de calidad, que, aunque no te resuelva el insomnio, ayudará a que duermas mejor.

Relojes

Lo siguiente son las esferas de los relojes, que no deben ser visibles en el dormitorio. Eso no significa que debas eliminar todos los relojes del dormitorio (puedes darles la vuelta o colocarlos boca abajo), puesto que a veces es necesario tener un reloj despertador en el dormitorio; pero, al parecer, los seres humanos, en la era moderna, queremos saber qué hora es incluso por la noche.

El problema aparece cuando nos despertamos por la noche, miramos qué hora es y calculamos el tiempo que falta hasta que tenemos que levantarnos. A menudo esto nos causa ansiedad y la tendencia a seguir mirando qué hora es durante el resto de la noche (por ejemplo, son las 4 de la mañana y me quedan 3 horas de sueño, son las 4.30 de la mañana y me quedan 2 horas y media de sueño, son las 5 de la mañana y me quedan 2 horas de sueño, y así sucesivamente). Esto no contribuye a que vuelvas a conciliar el sueño. Hace un par de años, mi amigo y colega el doctor Michael Perlis hojeaba una de esas revistas que anuncian cosas que nunca pensaste que podías necesitar, cuando vio lo que, a mi entender, es el producto más nefasto que una persona con insomnio puede tener en su dormitorio. Creo que se trataba de una especie de despertador que tenía la capacidad de proyectar una enorme esfera negra en el techo del dormitorio. ¿Por qué querría una persona con insomnio someterse a semejante tortura?

Aparatos electrónicos

La sabiduría tradicional recomienda eliminar todos los aparatos electrónicos del dormitorio. Últimamente hay un gran debate sobre el impacto que los aparatos electrónicos, en el dormitorio y antes de acostarse, tienen sobre el sueño de una persona. Concretamente, el debate se centra en que la luz azul que emiten nuestros dispositivos electrónicos (por ejemplo, el ordenador portátil, el móvil, la *tablet*) indica al cerebro que es hora de despertarse y frena la producción de melatonina, causando un retraso en el inicio del sueño, esto es, retrasando el ritmo circadiano de sueño/vigilia.

Aunque en líneas generales estoy de acuerdo, quisiera ahondar un poco más en este tema. La razón de que no me guste que se utilicen aparatos electrónicos que emiten gran cantidad de luz azul antes de acostarse, y concretamente en el dormitorio, es porque, además de la estimulación fisiológica causada por la luz azul, puede producirse una estimulación psicológica que, según he comprobado, es igual de perturbadora para el sueño, si no más. Consultar el correo electrónico, utilizar las redes sociales, escribir informes y demás son actividades que hacen que el cerebro se ponga a pensar en unos momentos en que debería sosegarse para facilitar el sueño. Por otra parte, estos sistemas de comunicación, en particular el correo electrónico y las redes sociales, poseen una inmediatez que parece que exige que respondamos casi de inmediato a algo o que esperemos una respuesta inmediata de otra persona. He visto, de primera mano, lo perturbador que es esto para el sueño, y es un problema cada vez más creciente entre adultos jóvenes.

De hecho, te aconsejo que te impongas un tiempo límite regular, entre 1 hora y media y 2 horas, antes de irte a la cama, en que debes dejar de utilizar esos aparatos electrónicos (excepto la televisión, que puedes utilizar, siempre que no sea en el dormitorio), al margen de si utilizas lentes con filtros que bloquean la luz azul o si tus dispositivos electrónicos tienen pantallas que filtran la luz azul. También te recomiendo que comuniques a tus amigos y familiares lo que haces, a fin de reducir el estrés y la ansiedad que pueda causarles no recibir una respuesta inmediata por tu parte, salvo que sea estrictamente necesario. Ahora bien, lo que digo aquí se refiere a utilizar aparatos electrónicos antes de acostarte y en la cama. No tengo ningún reparo en que tengas aparatos electrónicos en el dormitorio, puesto que en ciertas circunstancias sería más estresante tenerlos en otro lugar (en caso de una emergencia o si tus hijos han salido). Basta con que los mantengas fuera de tu alcance.

Mascotas

El último tema que comentaremos en relación con el entorno del dormitorio son las mascotas. No me malinterpretes, me encantan las mascotas (nuestro gato, *Harry*, o «el hombrecito», como lo llamamos también, constituye una parte muy importante de mi mundo), pero tener una mascota en el dormitorio, y no digamos en la cama, puede alterar de forma considerable tu sueño. La mayoría de las mascotas son animales nocturnos o tienen unos patrones de sueño/vigilia muy distintos de los seres humanos. Por tanto, es probable que tu mascota se ponga a brincar sobre la cama y a saltar dentro y fuera de ella mientras duermes, lo cual puede despertarte o partirte el sueño. Si tienes una mascota en el dormitorio, puedes habilitar un espacio alternativo, fuera del dormitorio, y acostumbrar a tu mascota a que duerma allí. Si eso no es posible, por el motivo que sea, una alternativa aceptable, aunque no ideal, es que acostumbres a tu mascota a dormir en el dormitorio pero no en la cama.

La rutina

Aquí comentaremos algunas de las cosas que comes, bebes y haces que pueden incrementar las probabilidades de que te cueste conciliar el sueño o te despiertes con frecuencia durante la noche. Las primeras tres son: cafeína, nicotina y alcohol.

La cafeína es una droga que funciona reduciendo nuestros niveles de cansancio. Esto parece ser una gran solución a tu somnolencia diurna, pero, puesto que la cafeína puede permanecer en tu organismo y afectarte durante largo rato después de haberla ingerido, tu deseo natural de dormir puede verse reducido o suprimido del todo. Por consiguiente, beber cafeína, o comer alimentos que contengan mucha cafeína, a partir de la tarde puede impactar negativamente en tu sueño, de modo que suelo pedir a las personas que eviten ingerir cafeína unas 8 horas antes de acostarse.

La nicotina, al igual que la cafeína, es un estimulante, por lo que fumar antes de acostarse puede interferir con la capacidad natural del cuerpo de prepararse para dormir. Además, si sueles despertarte por la noche, es probable que la nicotina incremente tu alertamiento, de modo que si puedes evitarla es probable que consigas volver a conciliar el sueño con más facilidad.

El alcohol, por otra parte, es un sedante, lo cual suena atrayente si tienes dificultad en conciliar el sueño. Cabe señalar a este respecto que muchas personas con insomnio tratan de utilizar el alcohol a modo de somnífero, con consecuencias desastrosas. El problema es que los efectos del alcohol desaparecen con rapidez, lo que conduce a una mayor cantidad de sueño ligero, no reparador, durante la segunda parte de la noche. Por otra parte, dado que el alcohol es un diurético, es probable que te deshidrates, lo cual aumenta la fragmentación de sueño durante la segunda parte de la noche. Así pues, evita beber una cantidad excesiva de alcohol antes de acostarte y no lo utilices para favorecer el sueño.

Ejercicio

Es muy beneficioso para el sueño y sabemos, gracias a más de cuarenta estudios, que se asocia a un sueño más prolongado y profundo, incluso en personas que suelen dormir bien. Asimismo, los estudios indican que, en el caso de personas con insomnio, un ejercicio de intensidad moderada por la tarde o al anochecer se asocia a conciliar el sueño más rápidamente y dormir más. El problema que debemos tener en cuenta con respecto al ejercicio es el hecho de practicarlo poco antes de acostarnos. Si lo practicas poco antes de irte a la cama, pongamos que unas 2 horas antes de acostarte, puede interferir con el proceso del sueño. Recuerda que el ejercicio es uno de los tres factores que pueden alterar el ritmo circadiano de sueño/vigilia, y si lo practicas poco antes de acostarte puede retrasar un poco el inicio del sueño.

El ejercicio puede ser un problema para algunas personas. Pueden existir problemas prácticos (no tener un lugar cercano donde hacer ejercicio, cuestiones de seguridad) o limitaciones físicas (problemas de movilidad) que impidan hacer ejercicio a última hora de la tarde o al anochecer. En estos casos, un baño caliente (aunque no excesivamente) unas 2 horas antes de acostarte puede ser beneficioso para tu sueño, aunque lamentablemente no contribuya a mantenerte en forma. La razón de que un baño caliente (no una ducha) ayude a conciliar el sueño es que calienta el cuerpo rápidamente; si bien, al igual que en el caso del ejercicio, después de ese aumento de la temperatura corporal, esta disminuye con gran rapidez, imitando los cambios de temperatura corporal que se producen de forma natural cuando se abre la puerta del sueño. Es casi como si engañaras a tu cuerpo físico haciendo que se sienta más preparado para dormir. Esta rápida disminución de la temperatura corporal (yo lo llamo «una cascada de temperatura») se produce unas 2 horas después del baño o, en el caso del ejercicio, aproximadamente 2 horas después de que hayas terminado de practicarlo.

Dieta

Al igual que en el caso del ejercicio, ingerir una comida copiosa poco antes de acostarte no te ayuda a dormir, pues tu cuerpo trata de llevar a cabo dos procesos biológicos opuestos al mismo tiempo: en este caso, la digestión y el sueño. Yo procuro abstenerme de ingerir una comida copiosa unas 2 horas antes de acostarme. Dicho esto, conviene también que no te vayas a la cama con hambre, ya que esto también puede desvelarte. Tomar una cena ligera, incorporando cereales, frutos secos, frutas blandas y/o plátanos (cuanto más verdes mejor, porque cuando el plátano madura pierde su capacidad de estimular la producción de melatonina), puede ayudarte a conciliar el sueño al hacer que aumenten los niveles de melatonina en el cuerpo.

Por último, debemos comentar la ingesta de líquidos. Aunque no es aconsejable irse a la cama con sed, conviene que reduzcas tu ingesta de líquidos a partir del final de la tarde para evitar la necesidad de ir al baño durante la noche. Tener que levantarse por la noche para ir al baño es un problema específico, que llamamos «nocturia», que empieza a ser más frecuente a medida que envejecemos, y específicamente en los hombres, lo cual puede alterarte de modo significativo el sueño.

El diario del sueño previo al curso

Bien, ¿podemos empezar ya? La respuesta es sí, y empezaremos con cómo tomar nota de tu sueño durante el curso. El diario del sueño (tanto el diario previo al curso como el diario durante el curso) es la herramienta más importante que necesitarás para llevar a cabo este curso. Es más, estoy tan convencido de que el diario del sueño es esencial para tener éxito que, cuando realizo una sesión terapéutica (en la práctica o en un trabajo de investigación), empiezo cada sesión pidiendo al paciente que me muestre su diario del sueño, y, si no hay un diario, ese día no hay terapia. No soy el único que practica esta filosofía.

Al principio quizá te parezca engorroso, pero es preciso que lleves un diario porque te será muy útil para ayudarte a identificar cualquier patrón en tu sueño en el que quizá no hayas reparado, a detectar cómo se manifiesta tu insomnio, a saber tu horario específico de sueño a lo largo de este curso y, lo que es más importante, con el tiempo se convertirá en un excelente marcador de tu progreso.

A menudo, los pacientes me preguntan si pueden utilizar monitores del sueño (unos productos que se llevan en la muñeca que utilizan una tecnología basada en movimientos, como actigrafía, para controlar nuestro sueño) en lugar de los diarios del sueño. Mi respuesta hoy es no, salvo que existan unas limitaciones prácticas que impidan a una persona escribir un diario del sueño a mano. La mayoría de los monitores del sueño que hay en el mercado no han sido contrastados con la tecnología que utilizamos nosotros (actigrafía o polisomnografía). Lo que es más importante, aquí necesitamos tus impresiones sobre tu patrón de sueño. Como hemos visto antes, el diagnóstico del insomnio se basa en gran medida en tus impresiones sobre tus problemas para dormir y la forma en que tu sueño te afecta durante el día. Por ejemplo, sabemos por estudios de actigrafía y polisomnografía que incluso los dormidores «normales» se despiertan varias veces durante la noche, cada noche, pero vuelven a dormirse y no recuerdan haberse despertado. Es de suponer que, si informo a un dormidor «normal» que se ha despertado varias veces durante la noche, voy a crear en muchas personas una ansiedad con respecto a su sueño. En esencia, dado que la tecnología que existe en el mercado no ha sido utilizada en personas que padecen insomnio de forma sistemática, a mi modo de ver el diario del sueño sigue siendo, hoy por hoy, la herramienta más esencial para completar el curso.

Mi diario del sueño previo al curso

	Día 1	Día 2	Día 3	Día 4	Día 5	Día 6	Día 7	Prom.
Acerca de ayer								
1) ¿Has hecho hoy una siesta o has descabezado un sueño (sí/no)?								
1 a) Si has descabezado más de un sueño, ¿a qué hora fue el último?								
1 b) ¿Cuánto tiempo has dormido en total (minutos)?								
2) ¿Te has quedado hoy dormido de forma involuntaria en algún momento (sí/no)?								
Acerca de anoche								
3) ¿A qué hora te propusiste acostarte?								
4) ¿A qué hora te acostaste?								
5) ¿A qué hora apagaste las luces para dormir?								
6) ¿Cuánto tiempo (minutos) tardaste en dormirte?								
7) ¿Te despertaste durante la noche (sí/no)?								
7 a) Si te despertaste durante la noche, ¿cuántas veces lo hiciste?								
7 b) ¿Durante cuánto tiempo en total permaneciste despierto por la noche (minutos)?								
Acerca de esta mañana								
8) ¿A qué hora te despertaste (tu último despertar)?								
9) ¿Cuánto rato antes o después fue de la hora a la que querías despertarte (minutos)?								
10) ¿A qué hora te levantaste de la cama?								
11) ¿Cómo calificarías la calidad de tu sueño anoche? (1 = muy pobre – 5 = excelente)								
12) ¿Te sentías descansado esta mañana (1 = en absoluto – 5 = muy descansado)								
En general								
Tiempo en la cama								
Duración total de tiempo despierto en la cama								
Tiempo total de sueño								
Eficiencia del sueño en %								
Número de despertares								
Latencia del sueño								
Despierto después del inicio del sueño								

¿Cuándo debes completar tu diario del sueño?

Debes completarlo cada mañana, preferiblemente 20 minutos después de haberte despertado. La razón de que indique ese tiempo, y no antes, es debido a un fenómeno llamado «inercia del sueño». Todos hemos experimentado ese período de tiempo, que suele durar unos 20 minutos después de despertarnos, en que tenemos la sensación de no estar del todo despabilados. Nos sentimos un poco aturdidos y con la cabeza espesa, y tardamos un rato en poner en orden nuestros pensamientos, casi como si estuviéramos medio dormidos y medio despiertos. Esto, al igual que la sacudida hípnica que describo en la página 33, es normal y natural, y es tan solo la señal de una transición un tanto accidentada del sueño al estado despierto. Por consiguiente, no conviene que evalúes tu sueño durante ese período, puesto que serás menos preciso en tus estimaciones y probablemente atribuirás la inercia, en esos momentos, a haber dormido mal. Esto es especialmente importante si tienes insomnio.

Si olvidas completar tu entrada en el diario fuera de, pongamos, un lapso despierto de entre 20-40 minutos, no lo hagas con posterioridad. Deja el día en blanco y monitoriza tu sueño durante un día más para compensar el fallo. Es importante que dispongamos de unos datos promediados a lo largo de un período significativo, a fin de tener en cuenta la variabilidad de una noche a otra (como he dicho antes, incluso las personas con insomnio gozan de un sueño reparador alguna noche), así como un período de sueño bueno o malo (como tenemos todos de vez en cuando).

Otra cosa que deseo comentar aquí es lo de consultar el reloj. Como has visto en la sección dedicada a la higiene del sueño, en la página 99, voy a pedirte que te asegures de que no haya ningún reloj visible en tu dormitorio. Quizá te preguntes: ¿cómo puedo completar un diario del sueño con precisión si no puedo consultar el reloj? Bien, aunque esto no debe presentar un problema a la hora de tomar nota de la hora en que te acuestas y te levantas, ¿y tomar nota de las veces que te despiertas durante la noche? La respuesta es que en realidad solo necesitamos tu cálculo como punto de partida para determinar los progresos que haces más adelante.

Utilizar el diario del sueño previo al curso

El diario del sueño previo al curso se divide en tres secciones principales de preguntas (ayer, anoche y esta mañana) y una cuarta sección (general) para todos tus cálculos, a los que me referiré dentro de un rato.

En la primera sección, las preguntas se centran principalmente en hacer la siesta o descabezar un sueño. Como has comprobado en la página 26, las siestas largas (de más de 30 minutos) o a última hora del día (después de comer) pueden perturbar tu sueño por la noche, saturando el homeostato del sueño demasiado pronto, por lo que aquí podrás determinar si las siestas que haces, si las haces, inciden en tu sueño. En muchos casos, cuando compares los días en que haces la siesta con los días en que no haces la siesta, observarás una relación entre las siestas largas a última hora del día y los problemas para conciliar el sueño por la noche.

La pregunta 2 se refiere a los sueños que descabezas durante el día de forma involuntaria. Si has respondido «sí» a esta pregunta, es esencial que un MF/MAP u otro profesional de la salud investigue este problema ANTES de que inicies el curso; y, en caso de que ocurra en algún momento durante el curso, debes ABANDONAR el curso y consultar con un profesional de la salud para que lo investigue. Es inusual que las personas con insomnio se queden dormidas de forma involuntaria durante el día. La razón de que diga esto es que las personas con insomnio tienden a sentirse «cansadas pero tensas», esto es, suelen estar cansadas pero no consiguen dormir cuando tienen la oportunidad de hacerlo. Por el contrario, las personas que se quedan dormidas de forma involuntaria o necesitan dormir durante el día suelen sentirse somnolientas, lo que se asocia principalmente con la categoría de trastornos del sueño DOES (véase página 77).

La segunda y la tercera secciones del diario del sueño previo al curso nos procuran una imagen del sueño que obtuviste anoche y constituyen la base para calcular la eficiencia de tu sueño (que comentaré dentro de un momento), al mismo tiempo que te da una idea de la calidad de tu sueño y la capacidad que este tiene de rejuvenecerte.

Las preguntas 3-6 se refieren a tus hábitos con respecto al inicio del sueño. Aquí examinamos cuánto tiempo transcurre entre tu intención de acostarte (pregunta 3) y el momento en que te acuestas (pregunta 4). Cuanto mayor sea la brecha entre tu intención de acostarte y el momento de hacerlo, mayor es la probabilidad de que influya en el tiempo que tardas en dormirte (pregunta 6), especialmente si lo que haces durante ese rato es física, psicológica o emocionalmente estimulante o te desvela. Pregúntate qué te impide acostarte a la hora en que te propones hacerlo. Si es porque no estás cansado, no es problema, pero, si es debido a otro factor, ¿podrías cambiar o trasladar ese evento o actividad a una hora más temprana del día o la noche?

Este mismo problema puede plantearse cuando examines la hora en que tenías intención de despertarte (pregunta 9), comparándola con la hora en que te has despertado por la mañana (pregunta 8). Si tenías intención de despertarte a determinada hora pero te despertaste más tarde, quizá convendría que utilizaras un despertador.

Calcular tus variables de sueño

La última sección del diario del sueño previo al curso la utilizarás para procurarnos una idea general cuantitativa de tu sueño. Aquí resulta muy útil utilizar una calculadora. Yo prefiero que completes también esta sección cada mañana, cuando completes las otras partes de tu diario del sueño, pero siempre puedes completar esta sección más tarde si no tienes tiempo de hacerlo por la mañana.

La primera variable que necesitamos es el tiempo en la cama (TEC), que debe calcularse como la cantidad de tiempo, en minutos, entre que te vas a la cama y te levantas de la cama. Es decir, la cantidad de tiempo que transcurre entre la pregunta 4 (a qué hora me fui a la cama) y la pregunta 10 (a qué hora me levanté de la cama). Por ejemplo, si me fui a la cama a las 11 de la noche y me levanté de la cama a las 6 de la mañana, el tiempo que he permanecido en la cama es de 7 horas, o 420 minutos.

La siguiente variable es muy importante, puesto que nos proporciona una idea general de cuánto tiempo permaneces despierto en la cama por la noche (que denominamos «tiempo despierto en la cama» (TDEC). Esto consiste en la suma de (1) la cantidad de tiempo que permaneciste en la cama antes de dormirte (la cantidad de tiempo, en minutos, que ha transcurrido entre que te vas a la cama —pregunta 4— y apagas las luces con la intención de dormir —pregunta 5—, más la cantidad de tiempo que tardaste en dormirte —pregunta 6—); (2) cuánto tiempo permaneciste despierto durante la noche (pregunta 7b), y cuánto tiempo permaneciste en la cama después de despertarte esta mañana antes de levantarte de la cama (la diferencia en minutos entre la pregunta 8 y la pregunta 10).

Pongamos que me fui a la cama a las 10 de la noche y me dormí 40 minutos más tarde. Luego permanecí despierto durante 20 minutos por la noche. Por último, me desperté a las 6 de la mañana pero permanecí en la cama hasta las 7 de la mañana. A estas alturas no importa lo que hice durante esos ratos, sino cuánto tiempo permanecí despierto en la cama (TDEC). Así pues, 40 minutos + 60 minutos arroja un total de TDEC de 120 minutos.

A continuación, calculamos el tiempo total de sueño (TTS), es decir, la cantidad de tiempo (en minutos) que pasas en la cama (TEC) menos la cantidad de tiempo que pasas despierto, en la cama, por la noche (TDEC). Recuerda que para el (TDEC) no importa qué hiciste mientras permaneciste despierto, sino el hecho de que permaneciste despierto en la cama. Así, si permanezco en la cama 420 minutos, pero he leído en la cama 10 minutos por la noche, he tardado 10 minutos en dormirme, he permanecido 10 minutos despierto por la noche y luego he permanecido 30 minutos en la cama por la mañana tratando de volver a dormirme después de haberme despertado, mi TTS será mi TEC (420 minutos) − (10 + 10 + 10 + 30) = 360 minutos.

La siguiente variable que necesitas es la de eficiencia del sueño (ES). Esto te indica la eficiencia de tu sueño. La ecuación para la ES es la siguiente: TTS/TEC × 100.

Sé que esto resulta un poco engorroso, pero te ruego que tengas paciencia. Así, para volver al último ejemplo, si mi TTS es de 360 minutos y mi TEC es de 420 minutos, 360/420 × 100 = 85,71%.

Esto indica que mi eficiencia de sueño es de 85,71%, lo cual no está nada mal.

Es muy importante que sepas calcular tu eficiencia del sueño, ya que es el cálculo clave que utilizarás durante todo el curso para crear tu plan de sueño específico, por lo que te recomiendo que practiques esta ecuación varias veces. En la página 122 incluyo también un ejemplo de un diario del sueño completado, para que practiques con él.

Las últimas variables se refieren a tus síntomas. Estos son: número de despertares; ¿cuántas veces te despertaste durante la noche? Esto se explica por sí mismo y puede tomarse directamente de la pregunta 7a (cuántas veces me desperté durante la noche). La siguiente se denomina latencia del sueño (LS); ¿cuánto tiempo permaneciste despierto en la cama antes de volver a dormirte después de apagar las luces? Es la diferencia en minutos entre que te vas a la cama y te quedas dormido (la respuesta a la pregunta 6). Y, por último, desvelo después del inicio del sueño (DDIS); cuánto tiempo he permanecido despierto durante la noche (la respuesta a la pregunta 7b más la diferencia, en minutos, entre las preguntas 8 y 10).

Respuesta a algunas preguntas habituales

¿Tengo que seguir todo el curso?

La pregunta que suelen hacerme con más frecuencia es: «¿Tengo que seguir todo el curso?» La respuesta a esta pregunta es un «sí» rotundo, suponiendo que seas candidato para el curso completo. La razón para ello es que, si empiezas con la primera técnica, es probable que veas una mejoría en tu sueño y te sientas tentado de abandonar sin darte cuenta de todos los beneficios que puede aportarte el curso. Esto, en mi opinión, sería desaprovechar la oportunidad que se te ofrece. Este curso, a mi modo de ver, es como seguir un tratamiento con antibióticos, en el sentido de que debes completar el tratamiento aunque te sientas tentado de dejarlo cuando empieces a sentir alivio.

¿Es importante el orden de las técnicas?

¿Por qué he elegido un determinado orden?, y ¿es importante seguir el orden en que propongo las técnicas? En respuesta a estas preguntas, la razón de que haya elegido ese orden es bien simple: he elegido en primer lugar las técnicas que considero más potentes (reajuste del horario de sueño y control de estímulos), seguidas de la segunda más potente (control cognitivo) y así sucesivamente a lo largo de la semana. He elegido específicamente el reajuste del horario de sueño como Día 1 porque, a mi modo de ver, es la técnica que requiere más tiempo para personalizarla y acostumbrarse a ella, mientras que el control de estímulos y otras técnicas cognitivas requieren más planificación pero menos personalización. De modo que sí, el orden es importante y es preciso seguirlo a pies juntillas, salvo que se indique lo contrario.

¿Puedo ir a mi ritmo?

La siguiente pregunta que suelen hacerme cuando describo el curso es: «¿Tengo que adoptar una nueva técnica cada día, o puedo ir a mi ritmo?» La respuesta es que si lo prefieres puedes ir a tu ritmo. Dicho esto, recuerda que, puesto que el curso es aditivo (no dejas de utilizar una técnica después de aprenderla, sino que añades otra), debes continuar practicando las técnicas anteriores, además de completar tu diario del sueño todos los días. Por ejemplo, si quieres dejar que transcurra una semana entre las técnicas descritas el Día 2 – Control de estímulos y Día 3 – Control cognitivo, seguiría practicando todas las actividades del Día 1, las técnicas de Reajuste del horario de sueño y Control de estímulos del Día 2, y cuando estuviera dispuesto a continuar incorporaría la técnica de Control cognitivo del Día 3. Lo que te recomiendo es que, si decides dejar un espacio de tiempo entre sesiones, leas las reglas de valoración del día 6 y evalúes tu rutina de reajuste del horario de sueño al final de cada semana (véase página 163), al margen de en qué estadio te encuentres.

¿Cuándo debo leer y poner en práctica cada técnica?

Lo último que me preguntan los pacientes, y que comentaré ahora, es cuándo deben leer, cada día, y poner en práctica la técnica pertinente.

En general no suelo ver a una persona con insomnio para realizar una sesión de TCC-I después de las 7 de la tarde (incluso cuando forma parte de mi trabajo de investigación), por dos razones. En primer lugar, porque quiero irme a casa, y segundo, lo que es más importante, porque quiero que la persona ponga en práctica las técnicas y las estrategias que hemos comentado ese mismo día. Por tanto, llevar a cabo una sesión a última hora de la tarde significa que sería difícil para la persona asimilar lo que hemos comentado, practicar e integrar dicha técnica ese mismo día. Yo recomiendo que te tomes suficiente tiempo para leer toda la sección, al menos una vez, de modo que lo ideal es que leas la sección pertinente a primera hora de la tarde.

Una nota para personas con insomnio paradójico

En caso de que tengas insomnio paradójico, hayas consultado con un especialista en medicina conductual del sueño y este haya dado su conformidad para que realices el curso, NO es recomendable que lleves a cabo las actividades del Día 1 (reajuste del horario de sueño), sino que EN SU LUGAR las sustituyas por la sección referente a resolver las distorsiones del sueño (véase página 129) y luego completes el resto del curso normalmente. Asimismo, las personas aquejadas de insomnio paradójico no tienen que realizar la valoración del sueño el Día 6, porque está ligada al reajuste del horario de sueño. Sin embargo, SÍ deben realizar el ejercicio de relajación muscular progresiva del Día 6 (véase página 166).

SEGUNDA PARTE:

El curso

Día 1. Reajuste del horario de sueño

Bien, comencemos. Quizás hayas oído hablar de la terapia de restricción de sueño, que es en esencia lo que vamos a hacer aquí. Entonces, ¿por qué he elegido un nombre distinto?

El motivo es que no creo que el término «terapia de restricción de sueño» sea apropiado, puesto que eso NO es lo que estamos haciendo aquí. Incluso el autor de este aspecto del curso, el profesor Art Spielman, lo llamó «restricción de tiempo en la cama». En la página 63 explico que permanecer excesivo tiempo en la cama es perjudicial para el sueño y perpetúa el insomnio, y esto es lo que vamos a abordar aquí.

En la página 63 utilizo la analogía de Donn de extender una masa para ilustrar el argumento sobre la influencia de acostarse temprano y pasar muchas horas en la cama sin conciliar el sueño, de modo que procederemos a partir de aquí. En este momento (desde que concluimos la descripción), la masa representa tu sueño tal como parece ahora (un sueño muy ligero con mucho tiempo despierto y grandes puntos vulnerables en los que puedes despertarte), debido a haber ampliado el tiempo que permaneces en la cama. Si quieres que la masa sea más densa para que esté más consolidada y eliminar los agujeros y los puntos vulnerables, ¿qué es lo que debes hacer? Aclaremos en primer lugar que no podemos aumentar la cantidad de masa de que disponemos, puesto que representa nuestra necesidad biológica de dormir, que no podemos modificar. Así pues, lo que debemos hacer es comprimir de nuevo la masa para que sea más densa, como antes de extenderla.

Del mismo modo que no hemos añadido masa, tampoco hemos quitado masa, por lo que no estamos restringiendo tu sueño, solo la cantidad de tiempo que pasas en la cama. El problema que se plantea aquí es que no sé hasta qué punto debo comprimir la masa de nuevo para que goces de un sueño «normal», dado que ignoro qué aspecto tenía la masa antes de que tuvieras insomnio, por lo que debemos crear un plan de sueño personalizado para ti.

Quizá te preguntes sobre la leve privación de sueño a la que me he referido antes en relación con el reajuste del horario de sueño y si tiene algo que ver con lo que comentamos aquí. Ten en cuenta que, aunque no vamos a restringirte el sueño, lo que sí vamos a restringir es la oportunidad de que duermas. Por tanto, al igual que cuando tienes *jet lag*, tu cuerpo tardará un par de días en adaptarse a esta nueva rutina y es probable que, al menos durante los primeros días, sigas teniendo problemas para dormirte o despertándote durante la noche, aunque en menor medida. De ahí que me refiera a una leve privación de sueño. Así pues, debemos prepararnos para afrontar una situación que empeorará un poco antes de notar mejoría.

Lo primero que necesitamos antes de hablar sobre el reajuste del horario de sueño y crear tu plan de sueño personalizado es que empieces a escribir tu diario del sueño previo al curso. Si no tienes al menos una semana consecutiva de entradas en tu diario del sueño previo al curso, NO debes iniciarlo, sino esperar a haber completado al menos una semana (o, mejor, dos). Como he dicho antes, si no hay un diario del sueño, no hay tratamiento (y eso vale también para este curso, por más que me cueste aplicar esta regla).

Ahora debemos determinar cuál ha sido tu promedio de tiempo total de sueño (TTS) durante el período previo al curso. Recuerda que el TTS se calcula de esta forma: tiempo en la cama (TEC) menos tiempo despierto, en la cama, durante la noche (TDEC).

El ejemplo de un diario del sueño completado que muestro más abajo puede ayudarte. Como vemos, este paciente (Barry) tiene el Día 1 un TEC de 510 minutos y un TDEC de 100 minutos (0 minutos en la cama antes de apagar las luces, 40 minutos hasta conciliar el sueño, 60 minutos despierto durante la noche y 0 minutos en la cama despierto antes de levantarse). Esto arroja un tiempo total de sueño (TTS) el Día 1 de 410 minutos (TEC = 510 – TDEC = 100). El Día 2 vemos que Barry tiene un TEC de 465 minutos y un TDEC de 100 minutos (15 minutos en la cama antes de apagar las luces, 30 minutos para conciliar el sueño, 55 minutos desvelado por la noche y 0 minutos en la cama despierto antes de levantarse), lo que indica un TTS de 365 minutos.

Si ahora sumamos todos los TTS de la semana, obtenemos un total de TTS de 2.745 minutos y el promedio a lo largo de la semana (dividido por 7) arroja un TTS de 392,14 minutos por noche. Redondearé esa cifra en 392 minutos.

Mi diario del sueño previo al curso

	Día 1	Día 2	Día 3	Día 4	Día 5	Día 6	Día 7	Prom.
Acerca de ayer								
1) ¿Has hecho hoy una siesta o has descabezado un sueño (sí/no)?	No	No	No	No	No	No	No	
1 a) Si has descabezado más de un sueño, ¿a qué hora fue el último?	N/A	N/A	N/A	N/A	N/A	N/A	N/A	
1 b) ¿Cuánto tiempo has dormido en total (minutos)?	N/A	N/A	N/A	N/A	N/A	N/A	N/A	
2) ¿Te has quedado hoy dormido de forma involuntaria en algún momento (sí/no)?	No	No	No	No	No	No	No	
Acerca de anoche								
3) ¿A qué hora te propusiste acostarte?	23:00	23:00	23:00	23:00	23:00	23:00	23:00	
4) ¿A qué hora te acostaste?	22:30	23:15	23:30	22:45	23:00	00:00	00:30	
5) ¿A qué hora apagaste las luces para dormir?	22:30	23:30	00:00	23:30	23:30	00:00	01:00	
6) ¿Cuánto tiempo (minutos) tardaste en dormirte?	40	30	5	10	10	0	20	
7) ¿Te despertaste durante la noche (sí/no)?	Sí	Sí	Sí	Sí	Sí	No	Sí	
7 a) Si te despertaste durante la noche, ¿cuántas veces lo hiciste?	2	1	2	1	3	N/A	2	
7 b) ¿Cuánto tiempo estuviste despierto en total durante la noche (minutos)?	60	55	50	45	100	0	70	
Acerca de esta mañana								
8) ¿A qué hora te despertaste (tu último despertar)?	07:00	07:00	07:00	07:00	07:00	08:30	08:30	
9) ¿Cuánto rato antes o después de la hora a la que querías despertarte (minutos)?	0	0	0	0	0	0	30	
10) ¿A qué hora te levantaste de la cama?	07:00	07:00	07:00	07:00	07:00	09:00	09:30	
11) ¿Cómo calificarías la calidad de tu sueño anoche? (1 = muy pobre - 5 = excelente)	2	2	3	2	2	4	1	
12) ¿Te sentías descansado esta mañana? (1 = en absoluto - 5 = muy descansado)	1	2	2	2	2	3	2	
En general								
Tiempo en la cama	510	465	450	495	480	540	540	
Duración total del tiempo despierto en la cama	100	100	85	100	140	30	180	
Tiempo total de sueño	410	365	365	395	340	510	360	392
Eficiencia del sueño en %	80,39%	78,28%	81,11%	79,80%	70,83%	94,44%	66,67%	78,79%
Número de despertares	2	1	2	1	3	N/A	2	1,57
Latencia del sueño	40	30	5	10	10	0	20	16,4
Desvelo después del inicio del sueño	60	55	50	45	100	0	100	58,6

Bien, ahora tienes que calcular tu promedio de TTS. Recuerda que dije que no íbamos a restringirte el tiempo total de sueño, por lo que tu promedio de TTS será a partir de ahora tu tiempo prescrito en la cama (TPEC) en tu plan de sueño personalizado. En el caso de Barry, su TPEC es ahora de 392 minutos.

Este es probablemente el aspecto MÁS importante del reajuste del horario de sueño. Al margen de lo que indiquen tus cálculos en el diario del sueño, a partir de los datos promediados durante la semana / las semanas, no debes restringir NUNCA el tiempo que pasas en la cama (TPEC) a menos de 5 horas (300 minutos) por noche.

¿Qué debes hacer si tu promedio de la semana es de menos de 5 horas? Si el promedio de tu tiempo total de sueño, durante el período previo a la valoración, resulta ser menos de 5 horas (pongamos 240 minutos o 270 minutos/4 o 4 horas y media), debes establecer en 5 horas completas (300 minutos) tu tiempo prescrito en la cama. ¿Por qué? Bien, sabemos que dormir 4 horas, o menos, por la noche puede tener un impacto muy serio en tu capacidad de funcionar como es debido al día siguiente (la memoria, la atención, la capacidad de resolver problemas, el tiempo que tardas en reaccionar ante un riesgo y la capacidad de tomar decisiones se ven afectadas de forma negativa), y la cantidad de sueño también puede impactar de forma negativa en la capacidad de tu sistema inmunitario a la hora de funcionar y protegerte contra enfermedades. Así pues, para mayor seguridad, debemos establecer un punto de referencia de 5 horas (300 minutos).

Bien, ya has calculado tu TPEC, que es de 5 horas o más. A continuación, debemos fijar tu hora de acostarte y despertarte con arreglo a tu TPEC. Lo importante aquí es «anclar» tu TPEC a la mañana y mantener ese horario durante todo el curso. Por tanto, piensa en tu semana y fija la hora a la que debes despertarte cada mañana. La mayoría de las personas la fijan con arreglo a cuando tienen que levantarse y prepararse para ir a trabajar o dar el desayuno a sus hijos para que lleguen puntuales al colegio o al instituto o a la universidad. Aunque este no sea tu caso, porque estás jubilado o no trabajas, tienes que fijar una hora que te convenga.

En primer lugar, fija esa hora como tu hora prescrita de levantarte (HPDL) y luego retrocede para determinar tu hora prescrita de acostarte (HPDA). ¿Por qué lo anclamos a la mañana? Bien, como verás más adelante, probablemente añadiremos un rato más al tiempo que pasas en la cama (tu TEC), y quizá no puedas añadirlo por la mañana dado que tienes que levantarte para iniciar tu jornada (por ejemplo, prepararte para ir a trabajar). La otra razón por la que lo anclamos a la mañana es que sabemos que mantener un horario regular de despertarse es más beneficioso para mantener el homeostato del sueño y el ritmo circadiano de sueño/vigilia coordinados, en comparación con tu horario de acostarte.

Así, para determinar un punto de anclaje, pregunto a la persona la hora más temprana a la que tiene que levantarse por la mañana en una semana típica. Volvamos a nuestro ejemplo y digamos que Barry tiene que levantarse a las 7 de la mañana (su HPDL), y el promedio de su TPEC, anotado en su diario del sueño previo al curso, es de 392 minutos. Por tanto, la HPDA de Barry es ahora las 12.28 de la noche. Estoy seguro de que Barry no me discutirá 2 minutos más o menos, de modo que digamos que su HPDA es las 12.30 de la noche, pues yo suelo redondear la hora hacia arriba o hacia abajo para llegar al punto de tiempo de 5 minutos más cercano (por ejemplo, 11.35 de la noche en lugar de 11.37 o 1.15 de la mañana en lugar de 1.12).

Ahora debes determinar tu HPDA y tu HPDL personales, y a continuación preguntarte si es un horario realista que podrás mantener durante los próximos siete días. En caso contrario, debemos revisar la hora de anclaje, porque es imprescindible que mantengas tu HPDL a la misma hora todos los días; sí, incluso los días no laborables, las vacaciones, los fines de semana, etcétera. Recuerda que no vamos a modificar ni aumentar la cantidad de tiempo que pasas en la cama (es decir, tu TPEC), ya que eso supondría una versión *light* de tu reajuste del horario de sueño que no te beneficiaría; solo vamos a retocar la hora de anclaje para que te resulte más fácil mantener ese horario. Recuerda que este es el único momento en todo el curso en que podemos modificar la hora de anclaje.

Seré sincero contigo: este aspecto del curso es la parte más difícil tanto para la persona con insomnio como para el terapeuta, incluso en un tratamiento individualizado. Muchos de los terapeutas a los que he formado a lo largo de los años negocian con sus pacientes la cantidad de TPEC cuando empiezan a practicar una TCC-I completa, o una versión más breve de la misma, como esta. Me consta, porque, cuando reviso sus notas y observo que un paciente no parece mejorar, ese es el primer apartado donde busco la respuesta. Cualquier negociación del TPEC, en última instancia, es perjudicial para el terapeuta (siente que ha fallado cuando el paciente no experimenta una mejoría) y para el paciente (que desea mejorar y no lo consigue). Apliquemos los mismos principios que en cualquier entrevista típica con un profesional de la salud. Si te dicen que debes tomar cierta medicación en determinadas dosis durante cierto tiempo para mejorar, ¿te pondrás a negociar la dosis y la duración del tratamiento con tu MF/MAP? Y, si logras negociar otra dosis o duración del tratamiento, lo más probable es que el MF/MAP te advierta que la medicación no será tan efectiva, suponiendo que logre aliviar tu dolencia. Pues bien, en este caso vale el mismo principio.

¿Qué sucede si sé que no voy a poder hacer esto?

Quizá pienses en estos momentos que no puedes hacerlo o que no estás preparado para hacerlo. En el primer caso, no hay problema, ya que a muchas personas les sucede lo mismo y piensan que, con un apoyo adicional, serán capaces de reajustar su horario de sueño. En primer lugar, te ruego que no renuncies por completo a la TCC-I. En este caso, te recomiendo que consideres la posibilidad de recibir un tratamiento individualizado a cargo de un especialista en medicina conductual del sueño. En el segundo caso (no estás preparado para reajustar tu horario de sueño), te diré dos cosas: primero, no sigas con el curso dejando de lado el reajuste de sueño. Sin un reajuste del horario de sueño, no obtendrás todos los beneficios que puede aportarte este curso y al término del mismo te sentirás defraudado. Segundo, y último, puedes retomar el curso cuando te sientas preparado para reajustar tu horario de sueño.

¿Qué se supone que debo hacer hasta mi HPDA?

Bien, ya tenemos tus parámetros prescritos de sueño (HPDA y HPDL) para que encajen con tu TPEC. La siguiente pregunta que suelen hacerme es: «¿Qué se supone que debo hacer hasta la hora de acostarme)?» Hay dos escuelas de pensamientos al respecto. La primera sugiere que hagas algo que te calme, relajante y/o tranquilo, en un ambiente tenuemente iluminado y cómodo. Es decir, no hagas nada que te estimule física, psicológica o emocionalmente. Entre este tipo de actividades cabe destacar los siguientes ejemplos: escribir cartas de tu puño y letra, leer, escuchar música relajante, hacer punto, etcétera. La otra escuela de pensamiento, que yo suscribo, sugiere que puedes hacer lo que desees, con cinco importantes salvedades: nada que tenga que ver con pornografía, trabajo, comida, ejercicio o luz azul.

Me explicaré: en primer lugar, no tengo ningún problema con la pornografía, pero, si ese es el único momento en que puedes realizar una actividad relacionada con la pornografía, es probable que se agrave tu insomnio, dado que esta tiene un propósito específico, por lo que a mi entender no es buena idea. Lo mismo vale con respecto a ponerse al día en el trabajo. Como dice Donn: «Nunca des un propósito a tu insomnio». En cuanto a la comida (me refiero a una comida copiosa, no un tentempié), el ejercicio (de intensidad moderada o un ejercicio vigoroso, no caminar de una habitación a otra) y la luz azul (dispositivos que emiten una luz azul cerca de la cara, no la televisión situada a tres metros de distancia), como hemos visto en la página 103, son todos ellos factores que pueden perturbar el ritmo circadiano de sueño/vigilia, y no quiero provocar un trastorno del ritmo circadiano que se sume a tu insomnio. Huelga decir que durante ese rato tampoco debes beber o comer productos con cafeína, fumar o beber alcohol.

Otra cosa que NO debes hacer, al margen de qué escuela de pensamiento suscribas, es hacer una siesta. ¿Recuerdas lo que dijimos sobre hacer una siesta poco antes de irte a la cama? Si durante ese rato haces una siesta, por breve que sea, no harás sino incrementar tu dificultad para conciliar el sueño más tarde, al saturar el homeostato del sueño. Esta es una de las razones por las que prefiero que durante ese rato hagas algo placentero, ya que así hay menos probabilidades de que te quedes dormido. Esto me da pie para hablar sobre «el temible sofá». Cuando pregunto a las personas cómo les va con su reajuste del horario de sueño, suelo comprobar que las que se tumban en el sofá durante ese rato —como los modelos profesionales mientras esperan que comience una sesión de fotos— son las que suelen quedarse dormidas y no obtienen todos los beneficios del reajuste del horario de sueño ni del control de estímulos (mañana hablaremos de él). En este caso, te recomiendo que, si vas a utilizar el sofá o una cómoda butaca, no te recuestes; siéntate erguido en el borde del sofá o de la butaca. De este modo, si empieza a entrarte modorra, es probable que te despiertes antes de quedarte dormido.

Aparte de esas cosas (siesta, pornografía, comer, ejercicio, una exposición excesiva a una luz azul o trabajar), puedes hacer prácticamente lo que desees siempre que no te perjudique a ti o a los demás y no perturbe el sueño de otros. Yo pido a mis pacientes que redacten una lista de todas las películas que siempre han querido ver o una serie televisiva que no han terminado de mirar, para que los vean en un televisor (no un ordenador, una *tablet* o un teléfono móvil) durante ese rato antes de acostarse. La decisión sobre lo que elijas hacer durante ese rato depende de ti, pero no quiero que lo interpretes como un castigo, como algo que debes soportar, sino como la oportunidad de hacer cosas interesantes durante este tiempo libre de que dispones.

Recuerdo un incidente que ocurrió hace poco, cuando dije a un paciente (Patrick) que durante ese rato podía hacer lo que quisiera salvo las cosas que he enumerado más arriba. La expresión de alivio que se pintó en su rostro era tan palpable que le pregunté por qué se sentía tan aliviado. Respondió que temía que yo le pidiera que se sentara en un rincón oscuro para leer una revista o hacer algo que a él le pareciera aburrido. De nuevo, ¿recuerdas cuando te pregunté qué tipo de dormidor querías ser al finalizar el curso? Lo mismo vale en este caso. Estoy seguro de que algunas personas no estarán de acuerdo en esto, pero pienso que hacer algo tranquilo que no te estimule antes de este nuevo horario de acostarte, si no tienes costumbre de hacerlo, se te antojará un poco como un castigo. Por otra parte, si haces cosas que no forman parte de tu rutina «normal», yo lo interpreto como una señal de que tu sueño es frágil, algo que es preciso tratar con delicadeza, y no creo que andarte con miramientos respecto de tu sueño te beneficie a la larga. Es probable que mejores si haces cosas fuera de tu rutina «normal», desde luego, pero es más probable que te plantees siempre tu sueño como algo vulnerable y frágil, lo que a mi entender es una receta segura para una recaída.

Lo último que debes hacer el Día 1

Lo último que debes hacer hoy es calcular el promedio de las variables de eficiencia del sueño (ES), latencia del sueño (LS) y desvelo después del inicio del sueño (DDIS) de tu diario del sueño previo al curso, si no lo has hecho esta mañana. Aunque estos cálculos no son necesarios para poner en marcha el reajuste del horario de sueño, a medida que progresamos adquieren una importancia cada vez mayor, pues constituyen un excelente punto de referencia a partir del cual podrás comprobar tu mejoría durante el curso.

Recuerda que el promedio de tu eficiencia de sueño será el total de TTS/TEC × 100 de cada día, dividido por el número de días completados. Asimismo, es importante tener presente que a partir de ese punto, empezando mañana por la mañana, utilizaremos el diario del sueño durante el curso en lugar del diario del sueño previo al curso.

Resolver las distorsiones del sueño como alternativa al reajuste del horario de sueño

Aquí ofrecemos una alternativa al reajuste del horario de sueño para las personas que padecen insomnio paradójico. Recuerda que, si presentas uno de los dos criterios que describo en la página 54, debes hablar de tu insomnio con un especialista en medicina conductual del sueño (MCS) antes de iniciar el curso. Háblale de este libro y del curso. Un buen especialista en MCS sabrá evaluar tu situación y determinar si padeces insomnio paradójico o no, y en caso afirmativo, confío en que te guíe de nuevo a esta sección del libro.

Vamos a comprobar la severidad de la distorsión del sueño que padeces, y que tú mismo examinarás durante el resto de la semana. El tiempo es una cosa curiosa, y todos lo calculamos mejor o peor, dependiendo en gran medida de lo que hagamos y lo concentrados que estemos en lo que hacemos. El dicho «el tiempo vuela cuando te diviertes» es cierto: cuando hacemos algo placentero, estimulante o que nos distrae, el tiempo parece transcurrir muy deprisa. Sin embargo, cuando hacemos algo monótono, o cuando esperamos que suceda algo, el dicho «quien espera desespera» es más apropiado. Como he comentado antes, una persona con insomnio paradójico no está loca ni miente, sino que su capacidad de percibir el sueño como tal no es tan aguda como las personas que no tienen insomnio paradójico, lo cual a mi entender se debe, por el motivo que sea, a una intensa activación cortical nocturna.

Lo primero que debemos hacer es fijar un horario regular de acostarte (tu hora prescrita de acostarte – HPDA) y de levantarte (tu hora prescrita de levantarte – HPDL). Este horario debe basarse en la hora en que sueles acostarte y levantarte durante la(s) semana(s), tal como indica tu diario del sueño previo al curso. Debes mantener este horario toda la semana, por lo que te recomiendo que lo tengas presente antes de fijarlo. Lo mejor es determinar la hora más temprana a la que debes levantarte para cumplir con tus compromisos al día siguiente (por ejemplo, el trabajo), y establecerla como tu HPDL. Esta semana también debes llevar un diario del sueño, de modo que te recomiendo que empieces a utilizar hoy mismo el diario del sueño durante el curso (detallado en el Día 2).

Para esta técnica, te permitiré que utilices tu teléfono móvil, si tienes uno, en el dormitorio, pero solo como te indico. Si no tienes un teléfono móvil o prefieres no utilizarlo en el dormitorio después de lo que he comentado antes, puedes utilizar un cronómetro o algo similar. Necesitamos algo que deje constancia de si has observado que se ha producido un evento o no. Así pues, durante la próxima semana, cuando te acuestes a tu HPDA, quiero que coloques el teléfono móvil en modo silencioso, boca abajo, junto a la cama. Puedes colocarlo debajo de la almohada, aunque prefiero que no lo hagas por varias razones, una de las cuales es que puede vibrar y despertarte innecesariamente.

Quiero que hagas una de tres cosas, dependiendo de cuál sea tu queja principal con respecto a tu sueño. En cualquier caso, lo importante es que a la mañana siguiente completes tu diario del sueño durante el curso, antes de mirar o tomar nota de los datos en tu teléfono móvil u otro dispositivo.

1. Si tu problema principal es dormirte (insomnio inicial), quiero que calcules el promedio de tiempo que tardaste en dormirte esa semana, de tu diario del sueño previo al curso (la respuesta a la pregunta 6). Pongamos que tardaste un promedio de 97 minutos en dormirte esa semana. Asimismo, toma nota de cuántas noches rebasaste ese promedio, digamos que cuatro veces esta semana. Ahora quiero que fijes la alarma del móvil, con un solo timbre, lo bastante fuerte para verificar si estabas despierto, pero no tan fuerte como para despertarte, en 97 minutos, durante toda la semana. Cada mañana, después de completar tu diario del sueño durante el curso, toma nota de si oíste la alarma o no. Al final de la semana, suma el número de noches que oíste la alarma. Dependiendo de lo lejos que estés de tu promedio (en este caso, cuatro), eso te dará una idea general del nivel de distorsión de tu sueño.

2. Si tu queja principal son los numerosos despertares durante la noche (insomnio medio), en primer lugar quiero que calcules

el promedio, utilizando tu diario del sueño previo al curso, de toda la semana, de las veces que te despiertas cada noche (la respuesta a la pregunta 7a). Digamos que te despertaste un promedio de seis veces cada noche. La semana siguiente mantén el teléfono móvil o dispositivo junto a tu cama. Cada vez que te despiertes por la noche, pulsa una tecla específica, una sola vez (utiliza la almohadilla o el asterisco para no pulsar el número de un amigo, de un pariente o de la policía en plena noche). Cada mañana, después de completar tu diario del sueño durante el curso, toma nota de cuántas veces pulsaste la tecla en tu teléfono durante la noche. Al final de la semana, calcula lo lejos que estás de tu promedio de seis. Eso te dará una indicación del nivel de distorsión de tu sueño.

3. Si tu problema principal es que te despiertas demasiado pronto por la mañana, pese a no tener que levantarte a esa hora (insomnio terminal), utiliza tu diario del sueño previo al curso para determinar el promedio de tiempo que permaneciste despierto por la mañana antes de tener que levantarte (la diferencia en minutos entre la pregunta 8 y la pregunta 10). Digamos que te despertaste un promedio de 38 minutos antes de la hora a la que tenías que levantarte por la mañana durante esa semana. Toma nota también de cuántas veces rebasaste el promedio esa semana. Pongamos que cinco veces. Ahora, al igual que si tu problema es dormirte, fija la alarma de tu móvil en 38 minutos antes de lo que debes despertarte. Al igual que antes, la alarma debe emitir un solo timbre y no tan fuerte como para despertarte si en esos momentos estuvieras dormido. Durante la semana siguiente, después de completar por la mañana tu diario del sueño durante el curso, toma nota de si oíste la alarma o no. Al final de la semana, calcula la diferencia entre el número de veces que oíste la alarma y el número de veces que rebasaste el promedio de tu diario del sueño previo al curso. Eso te indicará el nivel de distorsión de tu sueño.

Si tienes una mezcla de problemas de sueño, no trates de llevar a cabo los tres experimentos en una noche o una semana. Elige un experimento y, cuando hayas calculado el nivel de distorsión de tu sueño con respecto a ese problema, puedes pasar al siguiente. Ya has identificado el promedio de distorsión del sueño que padeces. Quizá te digas: «Eso está muy bien, pero ¿cómo puedo resolverlo?» Lo que sabemos es que, al identificar tú mismo el nivel de distorsión de tu sueño, empezarás a eliminarlo de manera automática. Por otra parte, las técnicas que aprenderás durante el resto del curso, en particular las técnicas de distracción cognitiva (véase pagina 151), también te serán útiles al modificar tu relación con el tiempo que pasas en la cama.

Día 2. Control de estímulos

Utilizar el diario del sueño durante el curso

El diario del sueño durante el curso es distinto del diario del sueño previo al curso. El motivo es que durante el curso ya no necesitamos utilizar el diario como evaluación de tu patrón de sueño, sino que ahora necesitamos que nos indiques si te estás aclimatando a tu plan de sueño personalizado y si hay algunos problemas o áreas que debemos mejorar. Aunque es distinto, debes completarlo cada mañana entre 20 y 40 minutos después de despertarte, para evitar la influencia de la inercia del sueño.

Comprobarás que buena parte de la primera sección, «Acerca de ayer», ha desaparecido, salvo la pregunta sobre tu sueño involuntario, y que las otras preguntas en esta sección han sido sustituidas por una sola pregunta referente a si has tenido que hacer una siesta o descabezar un sueño. El motivo de este cambio es que, como verás en la sección de control de estímulos del Día 2, no recomendamos que hagas una siesta o descabeces un sueño durante el día a menos que sea imprescindible.

La segunda, la tercera y la cuarta sección del diario siguen siendo prácticamente iguales y seguimos tomando nota de tus síntomas principales. Quizás observes que ahora hablamos de la hora «prescrita» de irte a la cama (pregunta 2) y la hora «prescrita» de levantarte de la cama (pregunta 7), en contraposición al tiempo que pasas dentro y fuera de la cama. Por último, todos los cálculos de variables del sueño que utilizaste en la cuarta sección del diario del sueño previo al curso son los mismos que en el diario del sueño durante el curso, aunque con dos nuevas incorporaciones: Adherencia a la hora prescrita de acostarte (aHPDA) y Adherencia a la hora prescrita de levantarte (aHPDL). Dentro de un momento te aclararé el significado de estos dos términos.

Mi diario del sueño durante el curso

	Día 1	Día 2	Día 3	Día 4	Día 5	Día 6	Día 7	Prom.
Acerca de ayer								
1) ¿Te has quedado hoy dormido de forma involuntaria en algún momento (sí/no)?								
1 a) ¿He tenido que hacer hoy una siesta o descabezar un sueño (sí/no)?								
Acerca de anoche								
2) ¿Cuál era tu hora prescrita de acostarte?								
3) ¿A qué hora te acostaste?								
4) ¿Cuánto tardaste (minutos) en dormirte?								
5) Si te despertaste durante la noche, ¿cuántas veces lo hiciste?								
5 a) ¿Cuánto tiempo permaneciste despierto en total durante la noche (minutos)?								
Acerca de esta mañana								
6) ¿A qué hora te has despertado (tu último despertar)?								
7) ¿Cuánto rato antes o después de tu hora prescrita de levantarte (minutos)?								
8) ¿A qué hora te has levantado?								
9) ¿Cómo calificarías la calidad de tu sueño anoche? (1 = muy pobre – 5 = excelente)								
10) ¿Te has sentido descansado esta mañana? 1 = en absoluto – 5 = mucho								
En general								
Tiempo prescrito en la cama								
Duración del tiempo despierto en la cama								
Tiempo total de sueño								
Eficiencia del sueño en %								
Número de despertares								
Latencia del sueño								
Desvelo después del inicio del sueño								
Adherencia a la hora prescrita de acostarte								
Adherencia a la hora prescrita de levantarte								

Lo siguiente que debes hacer hoy es consultar tu primera entrada en el diario del sueño durante el curso (la que completaste esta mañana). Es probable que anoche no durmieras bien, debido a la leve privación de sueño a la que me he referido. Sé que es desagradable (créeme, yo mismo he pasado por esto y sé cómo se siente), pero te ruego que persistas; esta situación no dura mucho y al final del curso obtendrás grandes beneficios.

Plantéatelo de esta forma: pregúntate cuánto tiempo llevas padeciendo insomnio. Digamos que dos años, como en el caso de Lydia (en la página 65). Eso es un máximo de 730 noches de insomnio. Aunque Lydia experimenta su insomnio lo mínimo (3 noches a la semana) para ser diagnosticada de insomnio, no dejan de ser 312 noches de insomnio. ¿Estarías dispuesto a sufrir unas cuantas noches de dormir mal a cambio de 312 noches de insomnio? Si la respuesta es sí, perfecto, sigamos adelante. Si la respuesta es no, quizá debas reconsiderar si este curso es adecuado para ti, en estos momentos, o si es preferible que recibas un tratamiento individualizado de TCC-I.

Lo siguiente que debes hacer con tu diario del sueño durante el curso es calcular tu eficiencia del sueño (ES), tu latencia del sueño (LS – la diferencia, en minutos, entre la pregunta 6 y la pregunta 8, más la respuesta a la pregunta 5a) y desvelo después del inicio del sueño (DDIS – la respuesta a la pregunta 4). Recuerda que tu eficiencia del sueño es TTS/TEC × 100 (ya sé que repito mucho esta ecuación, pero es esencial), aunque el TPEC (tiempo prescrito en la cama) sustituye al TEC (tiempo en la cama) en el diario del sueño previo al curso.

Tu ES debería haber aumentado bastante. En caso contrario, existen dos posibles explicaciones: tus cálculos no son correctos, por lo que debes revisar tus cifras para asegurarte, o quizá te cueste seguir tu plan de sueño personalizado.

Adherencia

Ahora calculemos y examinemos los dos últimos temas incorporados al diario del sueño durante el curso: la adherencia a la hora prescrita de acostarte (aHPDA) y la adherencia a la hora prescrita de levantarte (aHPDL). Con respecto a lo primero, debes tomar nota, en minutos, de la diferencia en más y en menos entre tu hora prescrita de acostarte (pregunta 2) y tu respuesta a la pregunta 3, a qué hora te acostaste. Por ejemplo, si mi HPDA es la 1.30 de la mañana y me acosté a la 1.15 de la mañana, mi aHPDA sería −15 (minutos).

Si todo va bien, este número debería ser 0. Cuanto más elevado sea el número, en más o en menos, más necesidad tenemos de resolver tu problema de adherencia. Si el número es positivo, debes preguntarte qué te impide acostarte a tu hora prescrita. Si es porque pierdes la noción del tiempo, es comprensible, pero te recomiendo que pienses en la forma de reducir este número esta noche para obtener todo el tiempo en la cama que te hemos prescrito. De lo contrario, te estás privando de sueño innecesariamente.

¿Y si el número es negativo? Bien, eso indica que te acostaste antes de tu hora prescrita, como en nuestro ejemplo, y debemos determinar, y resolver, el motivo. ¿Es porque estabas cansado y querías irte a la cama? ¿O es una cuestión de hábito? En cualquier caso, el hecho de acostarte antes de tu HPDA altera tu reajuste del horario de sueño, convirtiéndolo en una versión *light* del mismo, lo cual no te conviene y no mejorará tu sueño.

Lo mismo cabe decir si tu adherencia a la hora prescrita de levantarte —la diferencia, en minutos, entre la pregunta 8 y tu HPDL (pregunta 7)— es un número positivo. De nuevo, debes procurar que sea 0. Si es un número negativo, no estás utilizando todo el tiempo que debes pasar en la cama (de nuevo, incrementando tus niveles de privación de sueño de modo innecesario), pero, si es un número positivo, has permanecido en la cama cuando deberías haberte levantado (de nuevo, una versión *light* del reajuste del horario de sueño). Me gustaría decir que no tiene demasiada importancia, pero me temo que sí la tiene. No obtendrás todos los beneficios del curso si no cumples con tu hora prescrita de acostarte y tu hora prescrita de levantarte.

Control de estímulos

Este aspecto del curso fue creado por el profesor Richard (Dick) Bootzin, y aquí abordaremos cualquier tipo de desvelo condicionado que pueda presentarse. Como hemos visto en la página 70, la constante asociación del dormitorio y/o rutina previa a acostarse con la incapacidad de conciliar el sueño puede desvelar a la persona y hacer que se sienta despabilada a la hora de irse a la cama. Incluso el hecho de pensar en el dormitorio puede provocarle pensamientos, sentimientos y emociones negativos. Curiosamente, esto no termina ahí. Cuantas más «actividades» llevemos a cabo en el dormitorio (leer, ver la televisión, escuchar la radio), para «ayudarnos» a dormir, mayor es la probabilidad de que esas actividades se conviertan también en unos estímulos condicionados que, junto con las otras asociaciones, nos mantengan desvelados por la noche. Cuando eras un dormidor «normal», no asociabas esas actividades con permanecer despierto, puesto que te entraba sueño al margen de la actividad que practicaras. Ahora, la situación es distinta y debemos adoptar un enfoque distinto.

En la página 69 me he referido a mi respuesta condicionada a comer en mi despacho. A fin de romper esa asociación (y no aumentar de peso), dejé de comer en mi despacho y me esforcé en trasladarme al comedor para comer cuando tenía hambre. Ese fue mi método de control de estímulos. En términos del sueño, el control de estímulos se compone de dos partes principales: la primera consiste en eliminar todos los estímulos condicionados negativos que existan entre tu cama y permanecer despierto, y la segunda en recondicionar una asociación positiva entre el dormitorio/cama y el sueño. Estas son las reglas:

1. Utiliza el dormitorio solo para dormir o tener sexo, y no duermas en ningún otro lugar (incluyendo la siesta y descabezar un sueño).
2. Si estás acostado en la cama, despierto, y llega a un punto en que sabes que no vas a poder conciliar el sueño (en ningún momento durante la noche), levántate de la cama y abandona el dormitorio (siempre que sea posible y práctico).

Con respecto a la primera regla, vamos a eliminar cualquier posible estímulo condicionado del entorno del dormitorio, salvo el sexo, que es beneficioso para conciliar el sueño. Al hacer eso, junto con el reajuste del horario de sueño, incrementamos las probabilidades de asociar la cama con el sueño en contraposición a la cama y a las actividades que te desvelan (leer, ver la televisión, escuchar música). La razón de no dormir en ningún otro lugar se debe a que nos enviamos a nosotros mismos señales contradictorias sobre dónde podemos dormir, lo que reduce la fuerza de la respuesta condicionada que deseamos alcanzar (cama = sueño). Por lo demás, como he mencionado antes, hacer la siesta o descabezar un sueño (salvo que sea absolutamente necesario) altera el homeostato del sueño.

Quizás hayas oído hablar de una versión de la segunda regla llamada «la regla de los 15 minutos». Según esta versión, si no te has dormido a los 15 minutos de haberte acostado o si permaneces despierto durante más de 15 minutos por la noche, debes levantarte y abandonar el dormitorio. La razón por la que he modificado un poco esta regla es porque ¿cómo sabes cuándo han pasado 15 minutos y tienes que abandonar el dormitorio? Te he pedido que elimines todos los relojes visibles del dormitorio, como parte de tu higiene del sueño, por lo que la «regla de los 15 minutos» resulta un tanto contradictoria. Por otra parte, ¿quién ha dicho que deben ser 15 minutos exactos? En esencia, lo que trato de hacer aquí es evitar que te sientas enojado, frustrado o deprimido en la cama; dicho de otro modo, reforzar cualquier desvelo condicionado respecto de la cama y el dormitorio. Según mi experiencia, la persona llega a un punto, antes de sentirse enojada, frustrada o deprimida, en que sabe que no va a conciliar el sueño, y ese es el momento de hacer algo al respecto.

La primera pregunta que suelen hacerme es: «¿Qué voy a hacer cuando me levante de la cama y abandone el dormitorio?» Lo importante aquí es planificar. En términos de las actividades que puedes realizar, debes atenerte a las mismas reglas que durante el período de tiempo antes de tu hora prescrita de acostarte (HPDA) descritas en la página 129. Puedes hacer lo que desees salvo descabezar un sueño, mirar pornografía, trabajar, comer, hacer ejercicio y exponerte a una luz azul, siempre que sea una actividad segura y no te perjudique a ti o a otros.

Entiendo que es difícil levantarse de una cama cómoda y calentita. Una forma de resolver el problema es identificar y reservar un espacio al que puedas trasladarte, antes de acostarte. Asegúrate de que sea un espacio cálido (pero no excesivamente), con luz suficiente para que realices la actividad que deseas y que cuente con todo lo que necesitas para practicar dicha actividad. Siempre recomiendo al paciente que evite tumbarse en el sofá y recostarse en una cómoda butaca, porque es probable que se quede dormido y no queremos que eso suceda, como mencioné el Día 1, cuando hablamos sobre el reajuste del horario de sueño. Por lo demás, recuerda la primera regla de no dormir en ningún otro lugar, porque queremos que asocies cama = sueño, no sofá = sueño.

Llegados a este punto, la otra pregunta que me hacen con frecuencia es: «¿No sería mejor que me quedara en la cama, donde al menos puedo descansar?» La respuesta es no. En la página 26 hablamos sobre el homeostato del sueño y el impacto que puede tener descabezar incluso un sueñecito. En este caso es lo mismo. El hecho de entrar y salir del sueño, aunque sea durante un breve rato (el doctor Michael Perlis lo llama «surfear a través del sueño») reduce tu deseo de dormir, y si este patrón de entrar y salir del sueño ocurre a la hora de acostarte, te mantendrá desvelado durante más tiempo.

La última pregunta que debemos abordar es: «¿Cuándo puedo regresar al dormitorio?» De nuevo, hay dos escuelas de pensamiento: regresa al dormitorio solo cuando tengas sueño o determina antes la cantidad de tiempo que permanecerás fuera de la cama y vuelve a acostarte cuando sea el momento de hacerlo.

Yo solía ser un firme defensor de la primera estrategia porque pensaba que era menos perturbadora que establecer un período específico de tiempo antes de volver a acostarse. Pero últimamente he cambiado de opinión y te recomiendo que establezcas una cantidad de tiempo para permanecer despierto antes de volver a acostarte, de 30 o 45 minutos. Según he podido comprobar recientemente, por extraño que parezca, esta última estrategia es la menos perturbadora de las dos. ¿Por qué 30 o 45 minutos? Es el tiempo que suele durar un episodio de una serie o comedia televisiva sin anuncios publicitarios. Esto facilita que la persona sepa cuándo ha llegado el momento de volver a acostarse.

La última parte de este aspecto de control de estímulos consiste en repetir este proceso tantas veces como sea necesario. Es decir, si vuelves a acostarte después de haber permanecido fuera de la cama durante 30 o 45 minutos y, de nuevo, sabes que no volverás a conciliar el sueño, levántate y permanece otros 30 o 45 minutos fuera de la cama. Repítelo tantas veces como sea necesario durante todo el período entre HPDL y HPDA.

Otra pregunta que me hacen a menudo, referente a este tema, es si uno debe desistir de volver a acostarse a una hora avanzada de la mañana. Si, por ejemplo, tu HPDL es las 7 de la mañana, ¿deberías volver a acostarte durante 15 minutos si tu último período de permanecer fuera de la cama (es decir, cuando termina tu programa) es a las 6.45 de la mañana? Mi respuesta es «sí», vuelve a acostarte, pero no permanezcas en la cama más allá de tu HPDL (en este caso, las 7 de la mañana).

Por último, quizá te preguntes cómo vamos a resolver el desvelo condicionado con respecto a tu rutina previa a acostarte, como en el caso de Lydia (véase página 68). Para ser sincero, confío en que las técnicas de reajuste del horario de sueño y control de estímulos combinadas resuelvan el problema, puesto que lo más probable es que cuando te acuestes de acuerdo con tu plan de sueño personalizado estés cansado. Dicho esto, no hay inconveniente en que modifiques un poco tu rutina previa a acostarte si crees que eso te beneficiará. Lydia lo hizo: decidió lavarse los dientes después de cenar en lugar de hacerlo poco antes de acostarse. No sabemos si ese cambio aportó algo a su tratamiento o si fue la combinación de eso, el reajuste del horario de sueño y el control de estímulos, pero el caso es que dio resultado, y Lydia ya no experimenta una sensación de estrés, ansiedad y desvelo cuando se acuesta.

Alternativas a abandonar el dormitorio por la noche

Quizá te resulte imposible o poco práctico abandonar tu dormitorio mientras realizas el control de estímulos. Quizá vivas en un estudio, por ejemplo, o en un entorno donde salir del dormitorio pueda molestar a otras personas (como en el caso de un cuidador o una cuidadora). ¿Qué podemos hacer en estas circunstancias?

Yo sigo prefiriendo que te levantes de la cama, así que de momento debes seguir esta pauta. Puedes habilitar un espacio concreto en el dormitorio al que trasladarte durante el rato que permanezcas levantado. Puedes llamarlo tu «zona de vigilia», en contraposición a tu «zona de sueño» (en la cama). Si tienes que levantarte de la cama porque has llegado al punto en que sabes que no vas a conciliar el sueño, hazlo e instálate en la «zona de vigilia». Las mismas reglas indicadas más arriba valen con respecto a las actividades que puedes llevar a cabo en la zona de vigilia, cuando llegue el momento de volver a acostarte (al cabo de 30 o 45 minutos), y repetir el proceso en caso necesario.

Recuerdo el caso de una persona que tenía que emprender un viaje de trabajo por la época en que iba a incorporar la técnica de control de estímulos a su plan de sueño personalizado e iba a alojarse en un hotel. Me preguntó si podía postergar esa parte del curso hasta que regresara a casa. Mi respuesta fue «no». Los hoteles tienen un vestíbulo donde uno puede sentarse, o bien, si te desagrada permanecer en el vestíbulo de un hotel por la noche (a mí me parece una experiencia fascinante cuando practico la técnica de control de estímulos y estoy fuera de casa... Sí, yo también practico la técnica de control de estímulos cuando es necesario), puedes habilitar una «zona de vigilia» en tu habitación del hotel.

Alternativas a levantarse de la cama por la noche

Aunque ninguna de las otras actividades que hemos comentado en esta sección debe modificarse, reconozco que para algunas personas puede representar un problema levantarse de la cama por la noche. Esto no debe interpretarse como una excusa para no levantarse de la cama porque a uno no le apetece hacerlo, sino cuando las circunstancias indican que es imposible o poco práctico levantarse de la cama. Estas circunstancias comprenden principalmente a personas que tienen problemas de movilidad o de visión (puesto que es un requisito imprescindible que el dormitorio esté a oscuras) o que sean propensas a caerse.

Yo me he encontrado con tres escenarios en que levantarse de la cama por la noche no era una opción: un paciente paralítico; un estudio sobre TCC-I que la doctora Zoe Gotts, la profesora Julia Newton, el doctor Vincent Deary y yo llevamos a cabo con pacientes que padecían el síndrome de fatiga crónica (EM/SFC), y, recientemente, un estudio que una colega, Charlotte Randall, y yo realizamos utilizando una versión abreviada de TCC-I, incluso más breve que esta, por raro que parezca, con un grupo de prisioneros. En cada caso, levantarse de la cama no era una opción, y menos aún abandonar el dormitorio. Así pues, creé una versión modificada de la técnica de control de estímulos, que dio resultado en todos los casos. Todo permanece igual. Dicho de otro modo, el paciente debe poner en marcha el control de estímulos cuando comprenda que no va a conciliar el sueño y antes de que empiece a sentirse enojado, frustrado o deprimido, pero en lugar de levantarse de la cama se traslada al otro lado de la misma o, si no puede, pide a su cuidador que lo coloque en el otro lado de la cama. En este caso, tiene un lado de la cama que utiliza para dormir y otro que utiliza para permanecer despierto. Puede realizar cualquiera de las actividades enumeradas antes (siempre que pueda realizarlas) en el lado «de vigilia» de la cama, durante el tiempo predeterminado (30 o 45 minutos), y regresar luego al lado «del sueño» de la cama. Por último, al igual que antes, debe repetir el proceso en caso necesario.

Día 3. Control cognitivo

En primer lugar, examinemos tu diario del sueño durante el curso de esta mañana. Al cabo de dos noches de haber emprendido tu nueva rutina de sueño es probable que sigas sintiéndote cansado y quizás algo más irritable que de costumbre. Lo primero que debo decir es que es normal. No significa que el reajuste del horario de sueño no funcione; al contrario, es señal de que da resultado. De nuevo, sigue el programa, porque la situación mejorará y dentro de un par de días te sentirás menos somnoliento y menos irritable. Requiere tiempo para que el cuerpo se aclimate a su nuevo plan de sueño personalizado.

Una de las cosas que hago aquí, al menos cuando me entrevisto con alguien cara a cara, es decirle que si quiere puede llamar a mi despacho (como es lógico, no voy a darle el número de teléfono de mi casa o de mi móvil) y dejar un mensaje en el contestador automático diciendo lo que piensa de mí y del tratamiento. Algunos pacientes aseguran que eso les alivia. Lo que puedes hacer, ya que no voy a dar el número de teléfono de mi despacho a todas las personas que lean este libro, es emplear el tiempo que pasas fuera de la cama en escribirme una larga carta diciendo lo que opinas del curso hasta el momento. No es necesario que la eches al correo, y no te prometo contestarte, pero quizás eso te ayude.

Ahora bien, tal vez hayas observado, por tu diario del sueño durante el curso, que durante los dos últimos días el tiempo que tardas en dormirte (latencia del sueño) y la cantidad de tiempo que permaneces despierto por la noche (desvelo después del inicio del sueño) han empezado a disminuir un poco. Pero mañana lo analizaremos más detenidamente para obtener un cuadro más preciso. Lo que es más importante, sabemos que el sueño que obtienes ahora, aunque hayan pasado solo dos días, será más profundo y más consolidado. Recuerda que debes calcular de nuevo tus números de adherencia (aHPDA y aHPDL), y si existe todavía alguna disparidad, tanto positiva como negativa, empieza a pensar en la forma de resolver lo que te impide atenerte a tu HPDA y tu HPDL. No modifiques su TPEC, tu HPDA o tu HPDL, por tentado que te sientas a hacerlo, porque perderás los beneficios que has empezado a cosechar, incluyendo este tiempo de adaptación.

Antes de dejar por hoy el diario del sueño durante el curso, quiero hacer unas precisiones sobre la respuesta a las preguntas 1 y 1a. Ten en cuenta que se refieren a la NECESIDAD de hacer la siesta o descabezar un sueño, no al deseo de hacerlo. Si has respondido «sí» a cualquiera de esas dos preguntas, es una señal de alarma y debemos reevaluar nuestra posición. No es normal que una persona con insomnio, mientras realiza el reajuste del horario de sueño y control de estímulos, necesite hacer la siesta o se duerma de forma involuntaria dos días después de haber comenzado el tratamiento. En este caso, NO continúes con el reajuste del horario de sueño y control de estímulos. Te recomiendo que consultes con un especialista en medicina conductual del sueño. Explícale lo que has estado haciendo y, concretamente, que se ha producido un importante aumento en tu somnolencia diurna, hasta el extremo de que necesitas descabezar un sueño o te quedas dormido de forma involuntaria durante el día. Un buen especialista en medicina conductual del sueño entenderá que esto no es normal y te hará unas pruebas para comprobar si existe algún problema subyacente, una enfermedad o circunstancia de la que no seas consciente, que requiera ser tratada antes de que puedas seguir con el curso. En este caso, recuerda que debes remitirte al algoritmo y completar el diario del sueño previo al curso antes de reiniciar el curso, suponiendo que puedas volver a emprenderlo.

Dar por concluida la jornada antes de acostarse

Bien, comencemos con el control cognitivo. Este es el primer elemento cognitivo del curso y está dirigido a apaciguar tu mente hiperactiva y controlar tus preocupaciones para que no impacten en tu sueño por la noche. Yo denomino esta parte del curso «dar por concluida la jornada antes de acostarse». No es una técnica tan ardua como el reajuste del horario de sueño y el control de estímulos, y algunos pacientes disfrutan practicándola.

La primera parte de esta técnica consiste en establecer un tiempo límite. Es el momento en que debes suspender todas tus actividades diurnas, como en el trabajo. Después de cenar, suele producirse una pausa natural al anochecer que, siempre y cuando no cenes menos de dos horas antes de acostarte, te proporciona una separación suficiente entre el día y la noche. Muchas personas hacen esto de forma natural, pero procura atenerte a este tiempo límite, por mucho que te tiente dar el último repaso a unos papeles relacionados con el trabajo o revisar tus correos electrónicos después de cenar.

Tu diario de control cognitivo

Para esta segunda parte de control cognitivo necesitamos un bloc de notas y un bolígrafo. Aunque te parezca raro, es preferible que utilices un bloc de notas con tapas. Dentro de un momento te aclararé el motivo. La razón principal de realizar un control cognitivo es porque, cuando nos despertamos por la noche, solemos utilizar ese rato para pensar en primer lugar sobre los eventos de la jornada, seguido de lo que debemos hacer mañana y por último reflexionar, y preocuparnos, sobre temas más generales y complicados. ¿Te acuerdas de Lydia? Eso era justamente lo que hacía, por ese orden, cuando se acostaba y no conseguía dormirse. Esta técnica está destinada a combatir ese hábito y hacer que sientas más que controlas tu jornada, lo cual se traduce en una menor inquietud y menos temas en que pensar por la noche.

Debes completar esta actividad al menos 2 horas antes de tu hora prescrita de acostarte. Concédete entre 45 minutos y una hora para realizarla. Esta técnica consta de dos partes. La primera se refiere a tus pensamientos a corto plazo (hoy y mañana). Por tanto, tienes que crear una serie de cuatro listas en tu bloc de notas. Los encabezamientos de las cuatro listas son los siguientes:

1. Todo lo que he llevado a cabo hoy
2. Todo lo que debo llevar a cabo mañana
3. Todo lo que tengo previsto hacer mañana
4. Unas líneas sobre cómo creo que ha sido mi jornada (tu estado emocional)

Todo lo que he llevado a cabo hoy	Cómo creo que ha sido mi jornada
He completado esta plantilla	En realidad, la jornada ha transcurrido bastante bien. Siento que tengo más el control y sé que todo irá bien mañana en la reunión, aunque estoy un poco nervioso, porque he resuelto todo lo que creo que debía hacer. Lamento no haber sacado tiempo para escribir la carta para Celyne, pero, si utilizo la plantilla de la última carta que escribí, no tardaré en hacerlo.
He terminado de escribir un capítulo del libro	
He rellenado unos formularios para el Sistema Nacional de Salud	
He encargado la medicación de *Harry*	
He planificado mis desplazamientos en tren a Londres durante la semana que viene	
He organizado el material necesario para mis clases al comienzo del semestre	

Todo lo que debo hacer/conseguir mañana	Todo lo que tengo previsto hacer mañana
1. Reunirme con el decano de la facultad	Tengo los papeles listos para firmar sobre mi mesa
2. Tomarme un café con Martin en la universidad	Poner el despertador
3. Revisar la propuesta de la subvención	Impresa, lista para leerla
4. Telefonear a mi hermano	
5. Hacer la compra en el supermercado	La lista está en la nevera
6. Quedar con Zoe para cenar la semana que viene	
7. Enviar el capítulo del libro a Susan	Ya está listo, en el archivo del libro en mi ordenador portátil
8. Escribir la carta para Celyne	Utilizaré la plantilla que tengo en mi despacho
9. Comunicarme con Michael por Skype (correo electrónico)	
10. Ir al banco	
11. Organizar una reunión con Pam	
12. Organizar la lectura *online* para los estudiantes	La lista está sobre mi mesa
13. Coordinar fechas para ver a Annette	
14. Terminar de escribir mi disertación para la Conferencia del Dolor en Holanda	He impreso los comentarios de Carla acerca de mi borrador
15. Llamar a mi madre	Tengo que enfrentarme al toro

En las páginas 197-198 ofrezco un ejemplo de un diario de control cognitivo para mostrarte cómo debes completarlo. Aunque la elección del formato depende de ti, pues quizá prefieras alterar el orden o la forma de redactarlo, es importante que incluya los cuatro elementos. Por otra parte, esto no es un mero trámite que puedas hacer rápidamente. Medita sobre ello, regresa a un encabezamiento y añade lo que creas oportuno. Conviene que dediques entre 20 y 30 minutos a completar esta parte. No es preciso que te devanes los sesos tratando de recordar si te comiste una galleta a las 11 de la mañana, pero debes confeccionar un cuadro exhaustivo de tus principales actividades.

La segunda parte de esta estrategia consiste en un tiempo constructivo para abordar tus preocupaciones, al que debes dedicar unos 20 minutos. Quiero que confecciones una tabla de tres columnas. De nuevo, más abajo te ofrezco un ejemplo.

En la primera columna (denominada «Preocupación o inquietud») quiero que anotes tus principales preocupaciones e inquietudes que NO estén relacionadas con tu sueño o insomnio (abordaremos las preocupaciones relacionadas con tu sueño y tu insomnio más adelante, en la página 156). En la segunda columna (denominada «¿Qué puedo hacer ahora sobre esa situación?»), puedes utilizar una de estas tres opciones: nada en absoluto / no se me ocurre nada (rojo), ahora nada, más tarde (amarillo) o algo de inmediato (verde). En la tercera columna (denominada «Acciones»), escribe tantas posibles soluciones o formas de seguir adelante como se te ocurran junto a las respuestas amarillas y verdes. Si tienes una respuesta roja, porque ahora mismo no se te ocurre ninguna acción que tomar, deja esa parte de la columna de acciones en blanco. Por último, repasa tus soluciones y traslada las que creas que puedes poner en práctica mañana en la parte 2 («Todo lo que debo hacer/conseguir mañana») de tu diario de control cognitivo. Más abajo te muestro un ejemplo.

Preocupación o inquietud	¿Qué puedo hacer ahora sobre esa situación?	Acción/acciones
1. No terminaré de revisar la concesión de la límite	VERDE	1. Cancelar mi viaje ahora para ponerme a trabajar en la evaluación
		2.
2. Janet dice que odia a Susan porque ha dicho cosas desagradables sobre ella	AMARILLO	1. Hablar mañana con Janet
		2. Hablar mañana con Susan
3. Bobby ha aceptado un nuevo trabajo y nos dejará	ROJO	1.
		2.
4. Olvidé dejar una nota para Jackie	VERDE	1. En vez de ello, enviarle ahora un mensaje de texto
		2.
5. Sam no consiguió su ascenso	AMARILLO	1. Reunirme con él la semana que viene para hablar de su solicitud
		2. Leer las evaluaciones sobre por qué no consiguió el ascenso
6.		1.
		2.
7.		1.
		2.
8.		1.
		2.

ROJO = Nada en absoluto / no se me ocurre nada

AMARILLO = Ahora nada, más tarde

VERDE = Algo de inmediato

Cuando hayas completado todas las secciones en tu bloc de notas, quiero que lo cierres y lo dejes junto a la cama, con el bolígrafo. Cerrar el bloc de notas es un gesto simbólico que nos indica que la jornada ha concluido y, aunque no lo creas, resulta muy beneficioso. Si durante la noche te pones a pensar en algo que debes hacer mañana, ahora sabes, y recordarás, que lo has apuntado en tu bloc de notas. Por otra parte, si piensas en algo que habías olvidado, tienes el bloc y el bolígrafo junto a la cama para anotarlo, cerrar de nuevo el bloc de notas y decirte que ha llegado el momento de disponerte a dormir. Un aspecto muy útil de esta técnica es que es acumulativa y, si no has hecho algo a su debido tiempo, siempre puedes trasladar cosas de las listas de un día al siguiente.

Día 4. Técnicas de distracción cognitiva

Como de costumbre, empezaremos con tu diario del sueño durante el curso. Has completado tres noches de reajuste del horario de sueño, dos noches de control de estímulos y una noche de control cognitivo. En estos momentos tu cuerpo debería empezar a adaptarse a tu plan de sueño personalizado y la somnolencia matutina que has experimentado debería empezar a desaparecer. En la mayoría de los casos no habrá desaparecido del todo pero habrá disminuido. ¿Recuerdas lo que dije ayer sobre las respuestas a las preguntas 1 y 1a? Si respondes «sí», esto indica (con más claridad que ayer) que existe un problema que debemos resolver. SUSPENDE la práctica de las técnicas de reajuste del horario de sueño y control de estímulos, y consulta con un especialista en medicina conductual del sueño.

Ahora, examinemos tus síntomas. Compara tu promedio de latencia del sueño (LS) y desvelo después del inicio del sueño (DDIS), de tu diario del sueño previo al curso, con tu LS y DDIS de esta mañana anotados en el diario del sueño durante el curso. Asimismo, compara tu promedio de eficiencia del sueño (ES), de tu diario del sueño previo al curso, con la eficiencia del sueño de esta mañana que has anotado en el diario del sueño durante el curso. En líneas generales, deberías observar cierta mejoría. Concretamente, tu ES debería haber aumentado y tu LS y DDIS deberían haber disminuido.

Si tu principal problema era conciliar el sueño, es probable que observes una mayor mejoría que si tu principal problema era despertarte durante la noche o a primeras horas de la mañana. No

152 · SUPERA EL INSOMNIO EN UNA SEMANA

sabemos con exactitud por qué el reajuste del horario de sueño y control de estímulos tiene a estas alturas un mayor impacto en la LS antes que en el DDIS, pero así es. Si no observas una disminución importante en tu DDIS, no te preocupes, seguirá disminuyendo a medida que avances con el curso. Otra cosa que debes tener presente es que esto no es más que el principio; tanto tu LS como tu DDIS seguirán disminuyendo conforme avancemos. En términos de tu LS, debería haber aumentado de modo significativo. Si no lo ha hecho, lo primero que debes hacer es revisar tus cálculos para asegurarte de que son correctos. La razón de que diga esto es que, debido a la naturaleza del reajuste del horario de sueño, que elimina cualquier rato en la cama que permaneces despierto, tu ES debería aumentar de forma significativa, dado que la ES evalúa la diferencia entre el tiempo despierto en la cama y el tiempo total de sueño. Por último, calcula tus medidas de adherencia; con suerte, deberíamos estar en, o muy cerca de 0. De lo contrario, quizá deberías plantearte si el curso está indicado para ti, en estos momentos, puesto que sin una adherencia al reajuste del horario de sueño y control de estímulos no obtendrás todos los beneficios que puede aportarte este curso. En tal caso, conviene que consultes con un especialista en medicina conductual del sueño para que te prescriba una TCC-I individualizada.

Distracción cognitiva

Llegados a este punto, añadiremos otra técnica, que encaja a la perfección con el control cognitivo. Aquí abordaremos la forma de apaciguar tu mente hiperactiva cuando estás acostado. Esto comprende no solo la mente hiperactiva cuando tratamos de dormirnos, sino la mente hiperactiva cuando nos despertamos por la noche o de madrugada. En esencia, con el control cognitivo te concedemos un mayor control sobre tu jornada y reducimos la hiperactividad de tu mente por la noche debido a las preocupaciones y las inquietudes a corto y largo plazo. La dificultad que presenta el control cognitivo, en tanto que técnica autónoma, es que, si tenemos la mente vacía por la noche y estamos despiertos, es probable que la llenemos con pensamientos negativos relacionados con nuestro sueño. Lo que debemos hacer es llenar la mente para que esos pensamientos negativos, relacionados con el sueño o con otros temas, no se produzcan. A tal fin, te daremos otra cosa en que concentrarte. Esto, en tanto que un subproducto, también te ayudará a reducir el esfuerzo para dormir, dado que tendrás mucho en que pensar. Así pues, debemos hallar algo en que la mente pueda concentrarse pero carezca de contenido emocional.

Aquí propongo tres estrategias que podemos utilizar para alcanzar ese objetivo. ¿Por qué tres? Bien, todos somos diferentes y, según mi experiencia, las personas suelen preferir uno de los tres tipos de estrategia de distracción cognitiva —numérica, alfabética o visual— antes que las otras dos. Describiré las tres estrategias para que puedas decantarte por una basándote en tus preferencias, o mediante un proceso de ensayarlas todas y comprobar cuál te conviene más.

Te recomiendo que procures evitar cualquier fusión entre la estrategia que elijas y los elementos de tu día a día. Por ejemplo, si trabajas con números todo el día (si eres contable, pongamos por caso), NO debes elegir la técnica numérica porque esta puede inducirte a pensar en tu trabajo. Asimismo, si eres agente de viajes, piloto o miembro de una tripulación aérea, NO debes elegir, por la misma razón, ciudades del mundo como una técnica de distracción basada en el alfabeto. El concepto te resultará más claro a medida que examinemos cada estrategia.

Numérica

Seguro que has oído hablar sobre contar ovejas para conciliar el sueño, o quizá lo hayas intentado con escaso éxito. En principio, contar es una técnica adecuada porque distrae a la persona, pero el problema es que contar ovejas es una tarea demasiado simple. Yo puedo observar cómo la oveja *Flossy* salta una valla, en mi imaginación, y al mismo tiempo pensar en cómo voy a pagar la hipoteca este mes. Por tanto, debemos hallar algo más complejo y que requiera mayor esfuerzo. Así, en lugar de contar ovejas (una oveja, dos ovejas, tres ovejas, etcétera), voy a pedirte que las cuentes hacia atrás, desde mil para atrás, de siete en siete (mil, novecientos noventa y tres, novecientos ochenta y seis, novecientos setenta y nueve, y así sucesivamente). Parece complicado, ¿verdad? Es lo que se pretende.

Lo bueno de esta técnica es que no me preocupa que te equivoques con los números o te pierdas; se trata de que tu mente esté concentrada en lo que hace. ¿Qué ocurre si te equivocas con los números o te pierdes? Pues que debes comenzar de nuevo. La pregunta que suelen hacerme es: «¿Durante cuánto tiempo debo hacer esto, o cualquier otra de las estrategias de distracción cognitiva?» En este caso debemos volver a la regla de control de estímulos (véase página 137). Cuando llegues al punto en que sabes que no vas a conciliar el sueño, suspende la estrategia y levántate de la cama. Sin embargo, según mi experiencia, las personas no suelen llegar tan lejos. Es casi como si el cerebro, aunque aún no se han hecho estudios al respecto, alcanzara un punto de sobrecarga o un nivel de aburrimiento tan intenso que el sueño se convierte en la alternativa deseada.

Alfabética

El mismo principio se aplica a la estrategia alfabética, solo que aquí el foco no se centra en los números sino en las palabras. Hace años un paciente me ofreció un ejemplo que me encanta y que utilizo siempre. Se le ocurrió un juego, que creo que la mayoría de nosotros hemos jugado o, al menos, conocemos.

En primer lugar, elige una categoría; por ejemplo, ciudades del mundo. Empieza por una ciudad; por ejemplo, Ámsterdam. Ámsterdam termina con la letra M, de modo que ahora debo pensar en una ciudad que empiece por M; por ejemplo, Madrid. Madrid termina con una D, de modo que piensa en Düsseldorf, y así sucesivamente. A lo largo de los años, las personas han elegido otras categorías (animales, alimentos, colores, prendas de vestir). Lo importante es tener muchas opciones entre las que elegir, porque, si te decantas por una categoría que ofrece escasas opciones, como, por ejemplo, compañías aéreas, la eficacia de la técnica se verá mermada. Otros modifican un poco las reglas del juego, como nombrar todos los alimentos que se les ocurra que empiecen por la A, luego la B, luego la C, etcétera. Cualquier sistema sirve, siempre que obligue a la mente a concentrarse sin que te afecte en un sentido emocional.

Esta es una de las principales áreas en las que tu vida cotidiana puede influir en la eficacia de esta estrategia. En lo tocante a la técnica alfabética, he apuntado que las personas que trabajen en el sector turístico deben evitar las ciudades del mundo; en este caso, las personas que trabajen en establecimientos de frutas y verduras deben evitar estas categorías, y así sucesivamente.

Visual

Para ser sincero, esta es la técnica de distracción cognitiva que menos me atrae, pero la incluyo porque a algunas personas les gusta y aseguran que les da buen resultado.

Al igual que en el caso de la estrategia alfabética, empieza por elegir una categoría. Por ejemplo, fruta. ¿Cuál es tu fruta favorita? A mí me encantan los mangos (no puedo utilizar el ruibarbo, que sería mi primera elección, porque resulta que es una verdura). Quiero que imagines un mango perfecto, cuya piel en la parte inferior es de un verde reluciente, luego pasa al amarillo pálido y por último se convierte en un rojo vivo. El tallo es pequeño, de color marrón, situado en la parte superior, y hay una hoja verde y reluciente adherida al mango. Cuando hayas visto en tu imaginación la imagen de un mango perfecto, incluyendo matices, colores y dimensiones, imagina que el mango es azul. El color que predomina ahora en el mango es el azul, y piensa, en tu mente, qué matices, colores y dimensiones tiene el resto de la fruta. ¿De qué color es el tallo y la hoja? Confío en que has comprendido el mecanismo de esta técnica. Una vez que hayas completado el mango azul, haz que se torne naranja, y así sucesivamente.

Día 5. «Descatastrofizar» el sueño

Comencemos por tus cálculos del diario del sueño, como de costumbre. Debemos examinar concretamente las preguntas 1 y 1a, como hacemos todos los días, y si respondes «sí» a cualquiera de ellas, te recomiendo que suspendas el curso y consultes con un especialista en medicina conductual del sueño. Ahora bien, no seguiré insistiendo en tus cifras de adherencia; eres tú quien debe determinar si tienes un problema aquí y si debes tratar de resolverlo, o no.

Bien, a continuación vamos a «descatastrofizar» el sueño. Esta es mi técnica favorita, que aplico a numerosos ámbitos de mi vida, no solo en relación con el sueño. El motivo de que hable sobre «descatastrofizar» el sueño es bien simple: todos tendemos a «catastrofizar», esto es, tener pensamientos catastróficos, en mayor o menor medida, pero esto puede llegar a ser muy problemático para una persona aquejada de insomnio.

¿A qué me refiero con «catastrofizar»? En el contexto del sueño y el insomnio, es una tendencia a preocuparnos en exceso sobre nuestro sueño dándole una interpretación negativa. Lydia comentó que «se pasaba casi todo el día» dándole vueltas al tema del sueño (véase página 66). Esto es una clara evidencia de su preocupación con el sueño, de por sí negativa, pero la «catastrofización», la creación de pensamientos catastróficos, se produce cuando damos unas interpretaciones excesivamente negativas a esta preocupación. Es decir, está claro que Lydia tiene unos elevados niveles de preocupación con el sueño y al mismo tiempo piensa que a la larga su insomnio la causará una grave enfermedad. Esto último es signo de «catastrofizar» el sueño.

Aunque he realizado bastantes estudios relativos al ámbito de la preocupación con el sueño, que he incorporado a mi versión de la TCC-I, debo decir que la profesora Allison Harvey ha hecho buena parte del trabajo en términos de «catastrofización» del sueño.

La «catastrofización» del sueño se convierte, en mi opinión, en un problema más interesante e importante si tenemos en cuenta que, para la mayoría de nosotros, tener pensamientos catastróficos durante la noche no es lo mismo que durante el día, y que es más probable que la «catastrofización» ocurra por la noche, con un contenido menos realista y un foco más negativo. Esto tiene sentido. Piensa en el comienzo del libro, cuando hablé sobre el sueño normal y las distintas fases del sueño (página 32). Comenté que algunas partes del cerebro presentan menos actividad durante todo el proceso del sueño, mientras que otras partes se ven más o menos afectadas por una menor actividad durante las diversas fases del sueño. Lo que cabe destacar aquí es que, aunque una persona puede estar despierta por la noche, algunas de esas partes del cerebro que presentarían una menor actividad si estuviésemos dormidos siguen mostrando menos actividad aunque estamos despiertos.

Una de las áreas del cerebro que presenta una menor actividad por la noche, al margen de si estamos dormidos o despiertos, es la parte del cerebro que se ocupa de la racionalidad, el razonamiento y la lógica. Por tanto, podemos estar despiertos, pero nuestra capacidad de pensar de forma lógica y racional está dormida, por decirlo así. Esto puede hacer que un problema de escasa importancia parezca más catastrófico por la noche.

Un buen ejemplo de esta diferencia entre tener pensamientos catastróficos durante el día y tener pensamientos catastróficos por la noche me lo dio Mary, una mujer encantadora a la que hace unos años traté por su insomnio. Cuando le pregunté qué pensaba por la noche, me dio una respuesta excelente: «Anoche fue el lavavajillas..., créame, el dichoso lavavajillas... A las dos de la mañana empecé a preocuparme de si la fuga que había logrado resolver hacía unas horas significaba que el lavavajillas estaba en las últimas. Luego empecé a preocuparme de si conseguiría que viniera alguien a repararlo..., luego, de cómo me las arreglaría sin el lavavajillas..., luego, de lo que me costaría uno nuevo». Mary concluyó diciendo: «A la mañana siguiente, lo primero que recordé fue el lavavajillas...

De modo que llamé al operario para que le echara un vistazo. No había ningún problema. Fin de la historia». Como puedes ver, Mary reconoció, durante el día, que durante la noche había tenido pensamientos catastróficos pero era incapaz de frenarlos.

Es probable que no puedas dejar de tener pensamientos catastróficos por la noche. Si yo quisiera dejar de hacerlo, o bien procuraría que no existiera ninguna oportunidad de que ocurriese, es decir, dormir de un tirón toda la noche (esta es otra razón por la que esta semana he introducido en primer lugar el reajuste del horario de sueño y control de estímulos), o tendría que despertarme del todo en esos momentos, y eso no es lo que queremos hacer. De modo que voy a enseñarte a controlar este problema, en caso de que ocurra. Quiero recalcar que esta técnica NO está dirigida a minimizar las consecuencias de tu insomnio, sino a poner de relieve los desproporcionados pensamientos catastróficos que se producen por la noche.

Controlar la «catastrofización»

Esta es una técnica que debe practicarse durante el día. Necesitas un bolígrafo, un bloc de notas y una calculadora (a menos que seas un experto en matemáticas). Quiero que recuerdes esos momentos durante la noche en que estás despierto y piensas concretamente en las consecuencias de tu insomnio (a corto y a largo plazo). Quiero que imagines el peor escenario. ¿Cómo lo conseguimos? Te lo mostraré con un diálogo entre una paciente, Val, y yo:

Yo – Bien, cuando te despiertas por la noche, ¿qué pensamientos te pasan por la cabeza?

Val – Bueno, mi primer pensamiento es que esta noche no voy a pegar ojo.

Yo – Ya, y ¿qué significa eso para ti en términos de las consecuencias al día siguiente?

Val – Que no rendiré en el trabajo.

Yo – ¿Y? Si no rindes en el trabajo, ¿eso qué significa? El peor escenario.

Val – Me reñirán por no haber alcanzado mis objetivos.

Yo – ¿Y luego?

Val – Bueno, al final me darán pasaporte.

Yo – Te refieres a que te despedirán, no a que te matarán, ¿verdad?

Val – Sí, claro, me despedirán... No es ese tipo de organización [risas].

Yo – De acuerdo, pierdes el trabajo, ¿y luego?

Val – Bueno, tengo cincuenta y seis años... No creo que consiga otro empleo..., al menos a ese nivel..., ni con ese sueldo.

Yo – ¿Y cuáles son las consecuencias de no conseguir otro empleo con ese sueldo?

Val – Que no podré pagar la hipoteca de mi casa.

Yo – ¿Y? ¿Qué ocurrirá si no puedes pagar la hipoteca de tu casa?

Val – No lo sé... Me echarán... Ese es el peor escenario. Acabaré en la calle [risas].

Bien, ya sé que mi diálogo con Val suena un tanto exagerado, pero enfoquémoslo así: sí, durante el día suena exagerado, pero estamos tratando de poner al descubierto esos pensamientos ilógicos, irracionales y catastróficos que suelen ocurrir por la noche, cuando esa parte de nuestro cerebro está dormida. Ahora quiero que imagines que tú y yo mantenemos ese mismo diálogo: ¿cuáles serían tus peores escenarios? Anótalos en un papel (si quieres, puedes utilizar la plantilla que figura más abajo).

Las personas suelen pensar en eventos como estrellarse con el coche, contraer una enfermedad grave, quedarse sin trabajo, divorciarse. Entonces pregunto: «¿Con qué porcentaje de certeza crees, por la noche, que ese evento (por ejemplo, perder el empleo) va a ocurrir?» Recuerda, esta es tu valoración durante la noche, no durante el día, cuando piensas de modo más racional. Sigamos con Val. Me dijo que cuando estaba despierta por la noche tenía el 70% de certeza de que perdería el empleo, debido a su insomnio. Así pues, anota en una columna junto a cada uno de los tres peores escenarios con qué porcentaje de certeza crees, por la noche, que ese evento va a ocurrir.

A continuación calculo el tiempo que has tenido insomnio. En el caso de Val, unos once años (máximo, 4.015 noches). Como sabemos, el insomnio no suele producirse todas las noches; por tanto, ¿qué promedio de noches de insomnio experimentas en una semana típica? En el caso de Val, un promedio de 4 noches a la semana. Eso sería (4.015 / 7) × 4 = 2.294 noches de insomnio. Así, si Val tiene un 70% de certeza (70/100) de perder su empleo 2.294 noches de insomnio (0,7 × 2.294), y si ese fuera un pensamiento racional y lógico, habría perdido su empleo 1.606 veces (he redondeado el «,8» al final, por si te ha extrañado).

A continuación, haz los mismos cálculos para averiguar cuántas veces se habrían producido los peores escenarios que has identificado durante el tiempo que llevas padeciendo insomnio, si estos fueran unos pensamientos diurnos racionales.

Ahora debemos averiguar qué ocurre en realidad. ¿Cuántas veces ha perdido Val su empleo realmente debido a sus once años de insomnio? La respuesta es ninguna, o quizás una vez, aunque Val no estaba segura de si lo había perdido debido a su insomnio o a otras cosas que ocurrían por esa época en su vida.

Pongamos que ha ocurrido una vez, aunque hay ciertas dudas sobre la causa, de modo que en los once años o las 2.294 noches de insomnio que ha tenido Val, el número real de veces que ha ocurrido el peor escenario ha sido una, o, si lo convertimos en un porcentaje, las verdaderas probabilidades de que eso ocurriera eran (1/2.294) o de 0,0004%. Así pues, tenemos un hecho diurno real de 0,0004% contra una creencia, durante la noche, con un 70% de certeza de que ocurrirá. La diferencia entre estos números es prueba evidente de que existen unos pensamientos catastróficos relacionados con el sueño.

Evento catastrófico	% que creo, por la noche, que ocurrirá	Duración del insomnio en noches*	¿Cuántas veces pudo haber ocurrido esto?**	¿Cuántas veces ha ocurrido realmente?	% de veces que ha ocurrido esto***	Comparación que recordar por la noche	
						Noche	Día
Me estrellaré con el coche porque estoy cansado	90%	2,5 años por 3 noches a la semana = 391 noches	90/100 x 391 = 352 veces	0	0%	90%	0%
Enfermaré de diabetes	40%	2,5 años por 3 noches a la semana = 391 noches	40/100 x 391 = 156 veces	0	0%	40%	0%
Arruinaré mi relación de pareja	70%	2,5 años por 3 noches a la semana = 391 noches	70/100 x 391 = 273 veces	2 (posiblemente)	0,26%	70%	0,26%

* Número de noches de insomnio dividido por 7, multiplicado por el promedio del número de noches a la semana afectadas

** % que creo que ocurrirá dividido por 100, multiplicado por la duración del insomnio por las noches

*** Número de veces que ha ocurrido dividido por el número de noches de insomnio, multiplicado por 100

Ahora, haz lo mismo. Calcula cuántas veces ha ocurrido realmente el peor escenario, teniendo presente que solo cuenta si crees que el evento fue una consecuencia directa de tu insomnio. Divide esa cifra por el número de noches de insomnio que has tenido y anótalo en la siguiente columna. La diferencia entre esos dos porcentajes es tu nivel de pensamiento catastrófico nocturno.

Por último, debemos trasladar eso a la noche. Si estás despierto por la noche y empiezas a pensar en las terribles consecuencias del insomnio (por ejemplo, perder tu empleo), remítete a tus cálculos (en el caso de Val, 0,0004%) y repítete una y otra vez una frase semejante a «mi razón duerme en otro sitio».

Día 6. Valoración del sueño y relajación muscular progresiva

A estas alturas ya conoces la mecánica. En primer lugar, el diario del sueño. Sin embargo, hoy quiero concentrarme en tu eficiencia del sueño. Eso no significa que las otras variables que has manejado (las cifras de LS, DDIS y Adherencia) sean irrelevantes, puesto que también es necesario calcularlas, pero vamos a utilizar el promedio de tu eficiencia del sueño, desde que empezaste el curso, para empezar a valorar tu sueño. Recuerda, NO lo haremos si tienes sueño paradójico.

¿A qué nos referimos con valoración del sueño?

En esencia, vamos a comprobar si tu tiempo prescrito en la cama (TPEC), de tu diario del sueño previo al curso, requiere que lo aumentemos, reduzcamos o permanezca igual.

Una de las dificultades de la TCC-I, y de este curso, es que cuando comenzamos yo ignoraba tus necesidades de sueño reales, y ahora debemos empezar a adaptar tu plan personal de sueño a tus necesidades de sueño. Por tanto, al principio, cuando calculamos tu tiempo prescrito en la cama, utilizamos el promedio de tiempo que dormiste durante el período previo al curso (es decir, tu tiempo total de sueño) como indicador general. Ahora determinaremos lo alejado que estás de tus necesidades de sueño y empezaremos a movernos en esa dirección. ¿Cómo lo haremos? Bien, aumentaremos, reduciremos o mantendremos inalterado tu TPEC, basándonos en una serie de reglas de valoración.

Las reglas de valoración

Yo suelo describir las reglas de valoración mediante la analogía de un juego de cartas semejante al blackjack o veintiuno. Este tipo de juegos permiten al jugador tres opciones, dependiendo de la mano que tenga (pedir carta, plantarse o rendirse). El jugador pide carta cuando no tiene suficientes puntos en la mano y necesita otra carta; se planta cuando tiene suficientes puntos en la mano, y se rinde cuando tiene demasiados puntos y ha superado el límite (y si pudiera, aunque sería hacer trampas en el contexto de una partida de cartas, se desprendería de una o dos cartas).

La mano que tienes representa tu eficiencia del sueño según el diario del sueño durante el curso que has completado cada mañana, y aquí la regla de 15 minutos más o menos se refiere a lo que debes hacer a continuación.

En el caso de adultos jóvenes (entre 18 y 65 años) sin complicaciones relacionadas con una enfermedad o ingesta de medicamentos, si su eficiencia del sueño es de menos de 85%, calculado sobre la base del promedio de los 5 últimos días, debe «pedir carta» y sustraer 15 minutos a su TPEC. Si su eficiencia del sueño es de 85-90%, debe «plantarse» y no hacer nada acerca de su TPEC. Si su eficiencia del sueño es de más de 90%, debe «rendirse» y añadir 15 minutos a su TPEC.

Para adultos mayores (de más de 65 años), o para quienes tienen complicaciones relacionadas con una enfermedad o ingesta de medicamentos, tenemos unas reglas algo distintas para compensar los cambios en sus necesidades de sueño (véase página 41) y factores relacionados con una enfermedad o ingesta de medicamentos. En estos casos, si durante los 5 últimos días su promedio de eficiencia del sueño es menos de 80%, debe «pedir carta», entre 80-85% debe «plantarse» y más de 85% debe «rendirse». En el caso de «pedir carta» y «rendirse», sigue manejando la pauta de los 15 minutos.

La regla de un mínimo de 5 horas (que hemos comentado en la página 123) también se aplica, y debe aplicarse siempre, de modo que si tu eficiencia del sueño indica que debes sustraer 15 minutos a tu TPEC (es decir, «pedir carta»), pero tu TPEC ya es de 5 horas, debes permanecer en 5 horas y NO bajar a 4 horas y tres cuartos.

¿Por qué 15 minutos? El motivo es que parece ser un término medio justo entre conceder a una persona demasiado tiempo y quizás empeorar su eficiencia del sueño, y sustraerle demasiado tiempo, provocando un importante salto en términos de privación del sueño. Algunas personas sugieren utilizar unos niveles de valoración más altos, de 30 o 45 minutos, pero yo no estoy de acuerdo porque creo que 15 minutos es un límite de valoración prudente. Otra cosa que conviene recordar es que la hora de anclaje (tu hora prescrita de levantarte) permanece inalterada, de modo que solo añades o sustraes 15 minutos a tu hora prescrita de acostarte.

La siguiente pregunta que suelen hacerme los pacientes es con qué frecuencia deben valorar su sueño. Si sigues un programa completo de seis-ocho semanas de TCC-I, yo diría que al término de cada semana, y, con respecto a este curso, yo diría exactamente lo mismo a partir de aquí. Quizá te preguntes: «¿Pero el curso aún no ha terminado?» La respuesta es, en líneas generales, sí. Todavía debes aprender las técnicas de gestionar tus éxitos y prevenir una recaída, pero lo demás está ahora en tus manos y dispones de todas las herramientas necesarias para conseguir tu eficiencia del sueño ideal. Según mi experiencia, los pacientes no tienen que valorar su sueño cada semana durante las seis-ocho semanas de tratamiento para alcanzar un objetivo óptimo de eficiencia del sueño, puesto que lo habrán alcanzado mucho antes (lo ideal en el caso de adultos jóvenes sin complicaciones debido a una enfermedad o ingesta de medicamentos es una eficiencia del sueño de entre 85-90%, y en el caso de adultos mayores o de quienes tengan complicaciones debido a una enfermedad o a la ingesta de medicamentos es una eficiencia del sueño de entre 80-85%).

Llegados a este punto, los pacientes me hacen una última pregunta: «¿Por qué no aspiro a alcanzar una eficiencia del sueño del 100%?» Es una buena pregunta, y la razón es que incluso los buenos dormidores, y más aún los dormidores «normales», tardan un rato en quedarse dormidos y, en ocasiones, permanecen un breve rato despiertos durante la noche. Una eficiencia del sueño perfecta, o casi perfecta, constituye para mí una señal de que sufres una pequeña privación de sueño y por esto fijamos estos límites. La clave consiste en alcanzar el límite óptimo de tu eficiencia del sueño preguntándote cómo te sientes por la mañana (un mínimo de 20 minutos después de despertarte, véase página 110). Te darás cuenta de que has alcanzado tu punto óptimo cuando tengas unos elevados niveles de eficiencia del sueño y te despiertes por la mañana sintiéndote despabilado y descansado. Por esto he incluido unas medidas de calidad del sueño y sensación de estar descansado por la mañana en el diario previo al curso y el diario durante el curso. Ese, a mi entender, debería ser tu objetivo de eficiencia del sueño.

Relajación muscular progresiva

La relajación muscular progresiva, que existe desde hace más de cien años (fue desarrollada entre las décadas de 1910 y 1920 por el doctor Edmund Jacobson), consiste en tensar y relajar grupos de músculos de modo progresivo, y está dirigida a reducir la tensión física por la noche. Dicho esto, comoquiera que también comporta cierta concentración, yo diría que sirve también para distraer la mente, aunque en menor medida que las estrategias de distracción cognitiva.

Todo el proceso lleva unos 15-30 minutos, y yo recomiendo que, una vez que hayas aprendido la técnica, la practiques justo antes de acostarte. Lo importante aquí es hacerte reflexionar sobre la diferencia entre la sensación o las sensaciones que percibes cuando tus músculos están tensos y cuando están relajados. Empieza por la parte superior, con la frente. Tensa tu frente, como si te sintieras desconcertado o sorprendido, y cuente hasta cinco. Luego, lentamente, mientras cuentas hasta diez, relaja tu frente.

Cuando hayas relajado la frente, céntrate durante un par de segundos en la diferencia entre tensarla y relajarla y qué sensación te produce ahora tu frente. Ahora pasa a sus ojos. Ciérralos con fuerza, mantenlos cerrados mientras cuentas hasta cinco y ábrelos mientras cuentas hasta diez. Recuerda que debes centrarte en la sensación que eso te produce antes de pasar a la nariz. Arruga la nariz, como si percibieras un mal olor, y relájala lentamente. Continúa con los principales músculos faciales —labios, barbilla, mejillas—: ténsalos, relájalos y céntrate, como antes, en las sensaciones que te producen todos al mismo tiempo (como si expresaras desaprobación o menosprecio).

Sigue con tus hombros, brazos y manos, repitiendo el mismo proceso con todos ellos (contando hasta cinco mientras tensas los músculos y hasta diez mientras los relajas, centrándote en las sensaciones que percibes). Continúa, sistemáticamente, con el pecho y el abdomen, las caderas y las nalgas y las piernas y los pies.

Recuerda que debes respirar profundamente durante todo el proceso. Puedes inspirar cuando tensas los músculos y espirar cuando los relajas. Esto requiere cierta práctica, por lo que te aconsejo que ensayes esta técnica un par de veces durante el día, hasta que se convierta en una rutina automática, antes de practicarla por la noche.

Otras estrategias

Ya que hablamos de relajación, los pacientes a menudo me piden que les recomiende otros tipos de «terapia» del sueño para relajar la mente o el cuerpo. Tengo opiniones ambivalentes sobre la mayoría de ellas. Según mi experiencia, las personas, en especial las que se hallan en la fase aguda del insomnio, suelen empezar por la farmacia o el supermercado, probando diversas lociones y pócimas que se venden como productos que favorecen el sueño, antes de hablar de sus problemas de sueño con un MF/MAP o barajar la posibilidad de someterse a una TCC-I, si han oído hablar de ella. Por tanto, cuando llegan a mi consulta han probado la mayoría de sistemas, con escaso éxito. Ahora bien, no digo que ninguna de ellas funcione, en alguna ocasión, pues es posible que algunas lociones y pócimas aporten algunos beneficios a un reducido grupo de personas, pero siempre me pregunto si su eficacia se debe a una combinación del efecto placebo, la feliz casualidad de haber tomado el remedio o suplemento la rara noche en que la persona obtiene un sueño razonable, o por haber conseguido ciertos niveles de remisión natural. Lo que digo es que, si a ti te funcionan cada vez, adelante.

En cuanto a otras estrategias de relajación, según mi experiencia, escuchar cintas de audio para relajarse, en especial si contienen multitud de ruidos espontáneos (sonidos de selvas tropicales o cantos de ballena), puede ser contraproducente. Aunque cabe considerarlas una estrategia de distracción, y como tal encajan en la filosofía general de distracción cognitiva a la que me he referido en la página 152, creo que no procuran la suficiente distracción, puesto que son una actividad pasiva. Por otra parte, algunas personas que han probado diversas cintas de audio para relajarse me han dicho que están siempre pendientes de lo que va a suceder a continuación, lo cual no favorece el sueño. En cualquier caso, un ruido repetitivo probablemente resultaría más eficaz.

La última estrategia de relajación que comentaré es el yoga. Por desgracia, no disponemos de suficientes datos fidedignos sobre su eficacia en personas con insomnio, pero debo decir que es una técnica que me merece todo el respeto aunque, lamentablemente, no la conozco bien. A modo de anécdota, algunas personas afirman gozar de un sueño más prolongado y de mejor calidad y sentirse descansadas al despertarse después de haber practicado yoga incluso durante breve tiempo. El yoga kundalini, concretamente, ha sido utilizado con personas con insomnio con resultados prometedores, aunque preliminares. Mi consejo es que, si esta práctica te interesa, pruébala.

Día 7. Mantener el éxito y prevenir una recaída

Como siempre, comenzaremos por el diario del sueño. Pero hoy quiero que nos centremos en lo que hemos avanzado en términos de tu principal queja, o quejas, sobre tu insomnio. Empecemos comparando tu promedio de LS y DDIS, de tu diario del sueño previo al curso, con tus promedios de los tres últimos días, de tu diario del sueño durante el curso.

He elegido los tres últimos días en lugar de anoche debido al problema de la variabilidad en el sueño de un día a otro. Como he mencionado antes, incluso los dormidores «normales» tienen una mala noche alguna vez, y las personas con insomnio tienen de vez en cuando una noche de sueño razonable. Por consiguiente, quiero examinar una combinación de las tres últimas noches para no quedarnos cortos o exagerar con respecto a los progresos que hemos hecho.

Lo que debemos esperar, si todo ha ido bien, es que tanto la LS como el DDIS habrán disminuido de modo considerable. ¿Qué grado de disminución (lo que llamamos «resultados del tratamiento» en trabajos de investigación) podemos esperar? En torno a un 50% de disminución, o más, de cada uno de esos síntomas. A continuación, debes comparar los otros cálculos del sueño (ES y TTS), de tu diario del sueño previo al curso, con los tres últimos días. Puesto que tu ES debería estar ahora bien alineado con tu TPEC, este debería haber aumentado considerablemente comparado con las anotaciones en tu diario del sueño previo al curso, pero no debería haber cambiado de modo significativo desde que introdujimos el control de estímulos el Día 2.

¿Y el tiempo total de sueño? Es probable que tu TTS no haya cambiado mucho, puesto que hasta ahora nos hemos centrado en reducir tus principales síntomas (problemas para conciliar el sueño y mantenerlo) y aumentar la calidad de tu sueño. El hecho de valorar tu rutina de reajuste del horario de sueño, hasta que alcances tu objetivo en eficiencia del sueño, hará que con el tiempo aumente tu tiempo total de sueño. Asimismo, debes tener en cuenta que el TTS aumenta incluso después de que hayas finalizado el curso y dejes de valorar tu sueño. No estamos seguros de si se debe al impacto a largo plazo de los otros aspectos del curso sobre tu sueño, además del reajuste del horario de sueño y la valoración del sueño, pero sabemos que tu TTS sigue aumentando, poco a poco, incluso después de que hayas completado el curso y alcanzado tu objetivo en eficiencia del sueño.

Mantener tus éxitos

Ayer hablamos sobre la posibilidad de que continúes, después de que hayas completado el curso, con tu reajuste del horario de sueño, pero ¿y las otras técnicas que hemos utilizado a lo largo del curso? ¿Debes continuar también con alguna de ellas? Y, en tal caso, ¿durante cuánto tiempo? Antes de examinar cada estrategia y determinar la utilidad de seguir con ella, debo decir un par de cosas. Para algunos de vosotros, es posible que determinada estrategia os haya resultado útil aparte del problema de sueño y el insomnio. En tal caso, sigue con ella, ya que no debes desechar de modo definitivo ninguna de las técnicas que has aprendido y puedes aplicarlas a otras áreas de tu vida que requieran atención. Dicho esto, no debes tratar tu sueño como algo frágil, pensando que en cuanto dejes de practicar una técnica tu insomnio regresará. Eso sucede rara vez, o al menos es un problema con el que no me he topado nunca ni he tenido que resolver. Como he apuntado antes, cuanto más frágil creas que es tu sueño y más pienses que debes tratarlo entre algodones, mayor riesgo hay de que te produzca ansiedad, lo que no contribuye nunca a dormir bien.

Bien, empecemos con la higiene del sueño. Yo creo que la higiene del sueño es beneficiosa para todo el mundo, al margen de si eres un buen dormidor, normal o malo, de modo que yo seguiría con ella. Si un día te olvidas o no tienes tiempo de hacer ejercicio, o cenas menos de 2 horas antes de acostarte, no te estreses, piensa solo que, cuanto más practiques una buena higiene del sueño, más saludable será este.

En cuanto al control de estímulos, si duermes mejor ahora, no creo que necesites aplicar «la regla de los 15 minutos» o una variación de la misma, puesto que estarás dormido. En cuanto a las otras partes del control de estímulos, por el momento debes seguir utilizando el dormitorio solo para dormir y tener sexo y abstenerte de dormir en otro sitio, excepto la cama, hasta que hayas alcanzado nuestro objetivo en eficiencia del sueño.

Hablemos ahora del control cognitivo. Según mi experiencia, es una de las principales técnicas que algunas personas están convencidas de que las ha ayudado, más allá del «sueño», pues me dicen que, después de completar su diario de control cognitivo, siquiera durante breve tiempo, se sienten más en control de sus vidas en general. Si a ti te aporta ese tipo de beneficios, sigue practicándolo tan a menudo como quieras. De nuevo, al igual que en el caso de la higiene del sueño, si olvidas completar tu diario una noche o no tienes tiempo de hacerlo, no te estreses. Siempre puedes anotarlo en tu lista de cosas que debes hacer mañana.

Al igual que levantarte de la cama cuando comprendes que no vas a conciliar el sueño, según las instrucciones del control de estímulos, no debería ser necesario que sigas practicando la técnica de distracción cognitiva, pues se supone que estarás dormido.

Por último, ¿y la «descatastrofización» del sueño? De nuevo, al igual que en el caso de control cognitivo, algunos pacientes me informan de que siguen practicando esta técnica fuera del contexto de sueño/insomnio con buenos resultados. Ciertamente, si te sientes estresado debido a la preocupación que te causa un evento, una circunstancia o un problema y empiezas a desarrollar pensamientos catastróficos sobre las consecuencias de esa situación, quizá te ayude a aplacar tu mente. Digamos que es casi como ver el bosque —el panorama general— y los árboles —cada preocupación e inquietud individual— tal como son en realidad.

Lo último que resta por añadir a propósito del tema de mantener tus éxitos es qué debes hacer cuando alcances el equilibrio entre tu eficiencia del sueño y tus sensaciones de estar despabilado y descansado cuando te despiertas. ¿Qué debes hacer ahora? Bien, no es necesario que sigas valorando tu sueño, puesto que has alcanzado el punto óptimo de alinear tus necesidades de sueño con tu oportunidad de dormir. Lo más importante en este momento, y a partir de aquí, es mantener, en la medida de lo posible, un horario estable de sueño/vigilia en torno a tu tiempo prescrito en la cama definitivo, que, por supuesto, incluye tus horas prescritas de acostarte y de levantarte definitivas, siendo la más importante tu hora prescrita de levantarte. Como he dicho en la página 124, un horario estable de despertarte contribuye a mantener el homeostato del sueño y el ritmo circadiano de sueño/vigilia funcionando de forma coordinada.

De nuevo, no trates tu sueño como si fuera algo frágil, pero tampoco como un bien con el que puedes negociar o del que puedes abusar. Eso es lo que yo considero una buena salud del sueño. Mantener una rutina estable de sueño/vigilia es un arma indispensable para obtener un sueño saludable, pero entiendo que la vida a veces lo complica todo. De nuevo, si algún día no puedes acostarte y levantarte a la hora prevista, no te estreses. Piensa que una noche de reajuste del horario de sueño no «resolvió» tu insomnio; por tanto, si todo va bien, esa noche en que te acuestas fuera de tu nueva rutina no abrirás la puerta para que el insomnio irrumpa de nuevo.

¿Cuántas noches puedes «desviarte» de tu TPEC? Yo diría que dos en una semana, con una salvedad importante. El motivo por el que he elegido dos noches es debido a la definición del diagnóstico de insomnio. Tiene que producirse una alteración grave del sueño durante al menos tres noches a la semana para ser clasificado como insomnio, por lo que parece lógico mantenerse por debajo de ese umbral. En cuanto a la salvedad, en realidad son dos (lo siento).

En primer lugar, las desviaciones deben ser planificadas de antemano y nunca utilizadas como una respuesta compensatoria de una mala noche (enseguida hablaremos sobre lo que debes hacer en tales circunstancias); y segundo y último, estas desviaciones deben ser planificadas con un tiempo límite en mente (digamos que entre 30 minutos y una hora adicional en la cama).

Por último, cuando llegue al punto en que no es necesario que sigas valorando tu sueño, te recomiendo que hagas otra cosa, en esta ocasión agradable. Si lo deseas, puedes empezar a incorporar de nuevo algunos objetos en el dormitorio, dentro de lo razonable. Por ejemplo, si te gusta leer en la cama, puedes volver a llevarte un libro a la cama. Prefiero que sigas sin utilizar aparatos electrónicos en el dormitorio, incluyendo el televisor, pero puedes volver a introducir algunas actividades placenteras que no comporten una luz azul, trabajo, comida y/o ejercicio.

Prevenir un futuro episodio

A continuación hablaremos sobre cómo prevenir que el problema vuelva a presentarse. Pero primero debo aclarar que, si vuelves a tener insomnio, no será el mismo insomnio que tuviste antes y no significa que hayas «recaído en el mismo episodio». De hecho, según confirman los estudios, cuando una persona ha tenido un episodio de insomnio, es más vulnerable a que vuelva a producirse en el futuro. ¿Por qué? No estamos seguros, pero sabemos que sucede con frecuencia.

Una teoría, mía, es que su primer episodio de insomnio crea una «herida» inicial, por decirlo así, en su sistema de sueño (el homeostato y/o ritmo circadiano de sueño/vigilia) que deja una cicatriz. Al igual que con la mayoría de las cicatrices, el área afectada permanece siempre muy sensible, haciendo que seas más vulnerable a padecer el problema en el futuro. Esto, como he mencionado varias veces a lo largo del libro, no es motivo para que trates tu sueño como algo frágil. La razón de que diga esto es porque estoy convencido de que esta cicatriz de vulnerabilidad está relacionada con una alteración del sueño y no con el insomnio en sí mismo. Por tanto, creo —de nuevo, disponemos de numerosas pruebas que lo confirman— que si identificas el riesgo de antemano, y tomas ciertas precauciones, toda nueva alteración del sueño desaparecerá con la misma rapidez con que apareció y no degenerará en un insomnio agudo o crónico. Creo que es preciso tener en cuenta dos procesos clave a la hora de pensar en prevenir una recaída: identificar cuándo puedes estar en riesgo y controlarlo a corto y medio plazo. ¿Recuerdas que al principio te pedí que crearas tu versión personalizada del modelo del profesor Spielman (página 72)? Es el momento de sacarla y consultarla, porque en esta situación podemos utilizarla para identificar y controlar el riesgo para que no vuelva a suceder.

Identificar el riesgo

Como he comentado en la página 15, en cierto momento, generalmente unas dos semanas después de haberse producido la alteración del sueño, a menos que se resuelva, pasamos de esta pérdida de sueño relacionada con el estrés (alteración del sueño), en que el foco está sobre el estresor, a un punto en que la pérdida de sueño se convierte en el estresor (insomnio agudo). Yo lo califico como «el punto de conmutación sueño-estrés», y es preciso frenarlo antes de que se produzca la transición (a insomnio agudo).

Aquí nos centraremos en dos tipos distintos de riesgo: los riesgos proximales y los riesgos distales. Juntos, se asemejan mucho a los factores precipitantes del profesor Spielman en su modelo, pero en este caso no hablamos de una alteración del sueño ni de insomnio, en sí mismo, sino del estresor. En este caso, los riesgos proximales son eventos, circunstancias o situaciones que pueden desencadenar una respuesta de estrés, mientras que los riesgos distales constituyen la forma en que nuestras creencias, conductas y métodos para controlarlo pueden perpetuar el estrés. Por ejemplo, una separación puede ser muy estresante, pero culparse a sí mismo, angustiarse u obsesionarse con la separación hace que te sientas peor, potencia el estrés y hace que seas vulnerable a padecer una alteración del sueño.

Controlar el riesgo

Con respecto a los riesgos proximales, lo cierto es que no puedes evitarlos y llevar al mismo tiempo una vida normal. De nuevo, ahondando en el modelo del profesor Spielman, el inicio de una alteración del sueño es, en la mayoría de los casos, una reacción biológica normal a un estresor, ya se trate de un cambio importante en tu vida, un cúmulo de factores irritantes o complicaciones o unas circunstancias que te producen un estrés constante sin apenas darte tregua. Por consiguiente, decirte que evites todo tipo de estrés en tu vida no es realista. Lo que podemos hacer es identificar esos desencadenantes que nos afectan y que es probable que desemboquen en un período de alteración del sueño. Identificarlos te procurará la sensación de que controlas el tema y al mismo tiempo te dará un punto de referencia para saber cuándo esa alteración del sueño es «normal» y cuándo requiere tratamiento.

Volviendo a tu versión del modelo del profesor Spielman, ¿qué factores precipitantes has identificado como relativos a tu insomnio? Los has anotado y te servirán como punto de referencia de qué tipo de eventos precipitantes pueden provocarte una respuesta de estrés que conduzca a una alteración del sueño. A continuación, piensa en otros eventos, situaciones o circunstancias estresantes que se han producido en tu vida que no han desembocado en una alteración del sueño. Enuméralos junto a tu lista de eventos precipitantes. El hecho de identificar esos eventos tiene un doble propósito: en líneas generales, te indican que no todos los eventos estresantes desembocan en una alteración del sueño, y al mismo tiempo te dan una idea de los diversos estresores que se han producido en tu vida que no han desencadenado una respuesta de estrés.

Como es natural, debemos tener en cuenta la edad. Cuando somos jóvenes solemos ser más resilientes al estrés, pero probablemente esa no es la única razón por la que los otros estresares no te provocaron una respuesta de estrés pero sí se la provocó el evento precipitante que te causó insomnio. En esencia, el hecho de descifrar y tomar nota de la diferencia que crees que existe entre esos eventos (los que desencadenaron y los que no desencadenaron una respuesta de estrés) te ofrece el medio de identificar los riesgos proximales que es más o menos probable que impacten tu sueño.

Sin embargo, hay algunas circunstancias en que la alteración del sueño puede estar causada por un estresor proximal que se ha producido debido a un rápido cambio en el impulso homeostático y/o el ritmo circadiano del sueño/vigilia. En estos casos, existen medios de aliviar el problema desde el principio (durante los primeros días) e incluso prevenir que ocurra. Por ejemplo, en el mercado se venden muchos medicamentos, algunos con receta y otros sin ella, que pueden alterar tu sueño o hacer que te duermas durante el día. Si esto sucede (si empiezas a tomar una nueva medicación y al cabo de unos días notas que tu sueño está alterado y tus niveles de somnolencia diurna aumentan), conviene que hables con tu MF/MAP o el farmacéutico sobre los medicamentos que estás tomando. Estas son las preguntas que debes formular: «¿Es normal que se produzcan estos efectos secundarios?, «¿Cuánto tiempo suelen durar?, «¿Puedo sustituir los medicamentos por otros que no tengan estos efectos secundarios?, «¿El problema reside en la mezcla de medicamentos que tomo?, «¿Puedo modificar el horario de la toma de medicamentos para reducir el impacto que tienen en mi sueño o mi somnolencia diurna?» Estas preguntas constituyen un valioso «primer paso» para resolver cualquier posible alteración inicial del sueño antes de que se produzca.

Aliviar los problemas del *jet lag*

Otro ámbito en que conviene controlar los problemas que pueden producirse es el *jet lag*, una forma de alteración del sueño que, por extraño que parezca, puede desembocar en un caso de insomnio agudo. El *jet lag* es una alteración circadiana que indica que tu reloj biológico no está sincronizado con el horario del medio ambiente en el que te encuentras. Esto se debe a un cambio rápido en el huso horario. Por tanto, tu cuerpo quiere que duermas a unas horas en que deberías estar despierto y alerta. En la página 25 me refiero a tres factores exógenos que pueden alterar el ritmo circadiano del sueño/vigilia (la luz, la comida y el ejercicio). Aquí, estos factores pueden utilizarse para aliviar el problema del *jet lag* incluso antes de que se produzca. La clave consiste en alinear esos tres factores lo máximo posible con el medio ambiente en que te hallas y efectuar esos cambios un par de días antes de que partas de viaje.

Por ejemplo, si voy a volar de Nueva York a Londres, pongamos el 15 de agosto, la diferencia en el huso horario será de 5 horas. Por tanto, entre el 13 y 14 de agosto empezaré a comer y a hacer ejercicio, en la medida de lo práctico y posible, como si estuviera en Londres. Por lo que respecta a la luz, es más difícil de controlar, porque no quiero que sacrifiques horas de sueño para que te levantes más temprano de lo habitual (en este ejemplo, 5 horas antes) y obtengas la misma cantidad de luz que obtendrías si estuvieses en Londres. Dicho esto, puedes controlar tus niveles de oscuridad utilizando unas gafas con filtros que bloquean la luz azul o unas gafas de sol unas horas antes de la hora en que sueles acostarte. Si llegas a Londres después del amanecer, procura salir para exponerte a la luz natural lo antes posible, no hagas la siesta y acuéstate a tu hora habitual. Si llegas después del anochecer, procura evitar la luz natural, no hagas la siesta y acuéstate a tu hora habitual.

Identificar y controlar el riesgo distal

Sin embargo, en la mayoría de los casos, controlar nuestras respuestas al estresor proximal es clave para prevenir que una alteración del sueño se convierta en insomnio agudo. Por tanto, donde podemos ejercer un mayor impacto es identificando y controlando el riesgo distal. Existen numerosos estudios referentes al control del problema, y sabemos que la forma en que lo abordamos, en particular para controlar el estrés, determina en gran medida el alcance y el modo en que el estrés puede afectarlo. Los estudios indican que las personas que afrontan el estrés preocupándose, irritándose o enfureciéndose (sobre todo con ellas mismas), o rumiando acerca de él, suelen obtener peores resultados, incluyendo alteraciones del sueño, que las personas que procuran distraerse o se esfuerzan en resolverlo. Cabe decir que emplear algún medio para distraerse no equivale a negar el problema, sino que se trata de no pensar constantemente en el estresor. Por otra parte, las personas que necesitan utilizar ciertas sustancias (por ejemplo, alcohol o cafeína) para controlar su estrés suelen obtener también peores resultados que las que no las utilizan.

Aquí puedes aplicar una de las técnicas que has aprendido en la página 148, aunque sea de forma retrospectiva, para identificar los patrones de riesgo distal que puedas tener. Puedes utilizar un tiempo constructivo para abordar tus preocupaciones, con una ligera variación. Junto al precipitante o los precipitantes que has identificado a partir del modelo del profesor Spielman, escribe lo que has hecho al respecto. De nuevo, como antes, en esta columna puedes etiquetarlo como rojo – nada en absoluto, amarillo – algo, pero más tarde, y verde – algo de inmediato. Puede tratarse de algún tipo de acción, un cambio en la forma en que afrontabas la situación o incluso la ignorabas.

Sabemos que la alteración del sueño ha ocurrido, por lo que la estrategia distal que utilizaste no fue óptima y, en todo caso, no redujo tu riesgo de desarrollar insomnio. Así pues, revisemos cómo has afrontado ese evento precipitante ahora. En retrospectiva, ¿habría sido mejor haber hecho: rojo – nada en absoluto, amarillo – algo, pero más tarde, verde – algo de inmediato? Echando la vista atrás con una actitud objetiva, probablemente puedas identificar qué patrones de riesgo distal puedes haber tenido, suponiendo que existan, y si te resultaron útiles o no. Este es el punto de partida para aplicar el principio de emplear un tiempo constructivo para abordar tus preocupaciones en el futuro. Cuando se produzca, evalúa el estresor; analiza los patrones de riesgo distal que has utilizado en el pasado, con y sin éxito, y adopta solo las estrategias que encajen con el estresor.

Resolver una alteración del sueño

En la página 15 dijimos que una alteración del sueño dura entre tres días y dos semanas. Asimismo, hicimos la distinción entre una alteración del sueño y el insomnio agudo por una importante razón: la biología. Cuando hablamos de estrés desde una perspectiva biológica, en general nos referimos a la respuesta de «lucha o huida». En la mayoría de los casos es una reacción biológica normal y natural que nos permite controlar el estresor con escaso coste para el organismo. Tanto si la forma de controlar el problema comporta más tiempo para resolver el estrés, un sentido más agudo del entorno o de la amenaza, o mayor velocidad, fuerza o puntería, en esencia estamos haciendo acopio del resto de los recursos que nos quedan para controlar la amenaza o las amenazas a las que nos enfrentamos.

Por consiguiente, si la alteración del sueño es, como sospechamos, una reacción biológica normal al estrés, ¿cómo resolvemos entretanto el problema de nuestro sueño? La clave aquí, por extraño que parezca, es no hacer nada. Como hemos visto en la primera parte, el insomnio tiende a apoderarse de nosotros debido a las cosas que hacemos para compensarlo. Así pues, hay dos reglas muy simples para resolver una alteración del sueño:

1. No hagas nada para compensar una mala noche; mantén tu hora de despertarte, todos los días, con independencia de las horas que dormiste anoche. Recuerda que de esta forma aumentarás la presión sobre el homeostato al tiempo que mantienes el ritmo circadiano de sueño/vigilia regular y alineado con el homeostato.
2. Si tratas de compensar una mala noche ampliando el tiempo que pasas en la cama (al principio o al final), o haciendo la siesta durante el día, restitúyelo. Si te acuestas una hora antes de lo habitual, retrasa tu hora de acostarte una hora la noche siguiente. Sin embargo, recuerda la regla de las 5 horas. No compenses una mala noche durmiendo menos de 5 horas.

Resolver el insomnio agudo

Como he comentado antes, un par de semanas después de la aparición de un estresor, el imperativo biológico de reducir el sueño debería desaparecer. En esencia, el organismo (tú) funciona con reservas de energía, y la necesidad de alcanzar una homeostasis biológica (equilibrio) se convierte en el imperativo biológico. Por tanto, en la mayoría de las personas, la alteración del sueño desaparece de forma natural, en particular si no se hace nada, pero en algunas degenera en un insomnio agudo. En tal caso, el medio más eficaz de resolverlo consiste en controlar el insomnio conductualmente, utilizando el control de estímulos (véase Día 2). En este caso se aplican todas las reglas de control de estímulos tanto en términos de utilizar el dormitorio solo para dormir y tener sexo, como de no dormir en otro lugar y abandonar el dormitorio cuando la persona se da cuenta de que no va a conciliar el sueño. Si al cabo de una semana de practicar la técnica de control de estímulos sigues teniendo problemas para dormir, te recomiendo que añadas el reajuste del horario de sueño (siempre que no tengas insomnio paradójico y compruebes que puedes practicarlo después de consultar el algoritmo). Recuerda que, después de una semana practicando la técnica de control de estímulos, debes utilizar tu diario del sueño previo al curso como los indicadores de tus nuevas horas prescritas de acostarte y de levantarte, y no reducir nunca las 5 horas de tu tiempo prescrito en la cama.

Condicionantes para un sueño reparador

Como comentamos en la página 69, el insomnio puede perpetuarse mediante un «desvelo condicionado» con respecto a la cama y el entorno del dormitorio. ¿Podemos utilizar esta información de forma positiva? Desde luego, pero es importante hacerlo solo después de gozar de un período sostenido de sueño normal, pongamos de seis meses. En este caso, asociar repetidamente un estímulo con una respuesta al sueño positiva (el sueño) refuerza la asociación entre ambos de forma que al cabo de cierto tiempo, tras suficientes asociaciones, el estímulo genera automáticamente la respuesta condicionada.

Te lo demostraré con un ejemplo extraído de mi vida, que me ha dado excelentes resultados. Me encanta el libro *El diablo viste de Prada*, de Lauren Weisberger. Durante una temporada en que gozaba de un sueño relativamente reparador —aunque, por supuesto, había alguna noche que dormía mal—, me acostaba, dispuesto a conciliar el sueño, y leía el libro en la cama. Durante las primeras noches avancé bastante con él, pero después de la segunda semana no conseguía llegar al final, porque me quedaba dormido después de releer la parte donde había interrumpido la lectura la noche anterior. Hoy, la noche en que me cuesta conciliar el sueño, cojo el libro y el mero hecho de abrirlo empieza a inducirme somnolencia.

¿El estímulo tiene que ser un libro? No, prácticamente cualquier cosa puede ser un condicionante, dentro de lo razonable. Algunos colegas con los que he comentado el tema dicen que utilizan una película favorita. Yo te recomiendo que evites cosas que pueden estimularte física o psicológicamente: cafeína, comida, ejercicio, una luz azul o trabajo, por ejemplo. De lo contrario asociarás algo que te desvela con el sueño, y no es el tipo de asociación que buscamos.

Otras técnicas útiles

Como de costumbre, empieza por tus cálculos del diario del sueño; sí, incluso después de haber completado el curso. Quizá te encuentres todavía en la fase de valoración del sueño (salvo que tengas insomnio paradójico), pero ahora necesitarás tus cifras de TEC y TTS para calcular tu eficiencia del sueño a fin de seguir valorando tu sueño cada semana. En esta sección me centraré en un par de técnicas adicionales, que utilizo a menudo con bastante éxito, aunque no se corresponden con un tratamiento estándar de TCC-I ni con el curso.

Dado que has llegado a este punto del libro, cabe suponer que has consultado el algoritmo y puedes continuar. Esto es importante antes de probar cualquiera de las técnicas que voy a compartir contigo. El motivo de que insista de nuevo en ello es porque algunas personas padecen ciertas enfermedades o dolencias que NO les permiten someterse a ninguna de estas técnicas, puesto que podrían agravar sus síntomas. Así pues, si no reunías las condiciones para realizar el curso (porque no reúnes los criterios del insomnio o debido a una enfermedad, dolencia o ingesta de medicamentos), no debes utilizar estas técnicas en lugar de seguir el curso completo y conviene que hables de tus problemas de sueño con tu MF/MAP, o consultes con un especialista en medicina conductual del sueño.

Las dos técnicas principales que voy a presentarte son la intención paradójica y una breve versión del mindfulness para el sueño y el insomnio. La razón de que haya incluido específicamente la intención paradójica es porque en 1999 la American Psychological Association, basándose en una revisión de los datos existentes, recomendó su uso en personas con insomnio. He incluido el mindfulness para el sueño y el insomnio porque pienso que puede ser muy beneficioso y, aunque ha empezado a aplicarse recientemente a personas con insomnio, los datos que recomiendan su uso son impresionantes.

Ninguna de las técnicas que describo aquí pretende sustituir una parte del curso, sino que deben utilizarse principalmente si deseas probar algo distinto. Conviene resaltar que no debes probar ni la intención paradójica ni el mindfulness para el sueño y el insomnio hasta que hayas completado el curso. El motivo es que, aunque ambas técnicas son complementarias a la mayoría de las técnicas que hemos comentado, lo que te pediremos que hagas en la práctica de la intención paradójica y el mindfulness para el sueño y el insomnio funciona de modo muy distinto a como funcionan las estrategias de distracción cognitiva. Por tanto, si intentas acometer las tres cosas a la vez (intención paradójica, mindfulness para el sueño y el insomnio y la distracción cognitiva), te harás un lío considerable. En general, utilizo una de estas técnicas cuando un paciente que me consulta por su insomnio no progresa con las técnicas de distracción cognitiva. Ha probado todas las estrategias de distracción cognitiva pero no adelanta, en cuyo caso decidimos cambiar de enfoque. Bien, pasemos a comentar cada estrategia.

Intención paradójica

La intención paradójica ofrece, en mi opinión, una fascinante percepción de la peculiaridad de la mente humana. Esta técnica, en el contexto del insomnio, fue creada por el profesor Colin Espie, quien acuñó el término «esfuerzo para dormir» (véase página 68), y eso es justamente lo que la intención paradójica pretende combatir.

Empecemos con un pequeño experimento. Yo NO quiero que pienses en un elefante morado. ¿En qué piensas? Lo más probable es que pienses en un elefante morado. Has hecho de forma automática lo que te he pedido que no hicieras, y seguramente no has podido evitarlo. Esto es a lo que nos referimos con «paradójico».

Apliquémoslo ahora al sueño. Piensa en el evento más aburrido al que has tenido que asistir una noche. Quizá sea una cena con el grupo de gente más aburrida que has conocido nunca, o una mala película en el cine o una obra teatral que no se acababa nunca. ¿Recuerdas haberte dicho en algún momento, durante esa aburrida velada, «por lo que más quieras, no te duermas…, no te duermas…, no te duermas?» Cuando uno se dice que no se duerma, es probable que termine descabezando un sueñecito, aunque sea unos minutos. De nuevo, se trata de una conducta paradójica. Por tanto, si la conducta que pretendemos conseguir es dormirse, ¿qué debería hacer paradójicamente? Permanecer despierto.

Lo más importante aquí es no TRATAR de permanecer despierto, lo que representa un esfuerzo que conduce a la tensión física, sino permanecer despierto un rato más. Así pues, acuéstate, como haces habitualmente, apaga las luces y disponte a dormir. No obstante, quiero que mantengas los ojos abiertos. Ahora desecha todo pensamiento de conciliar el sueño y dite que debes permanecer despierto un rato más. Empezarás a notar muy pronto que, al igual que en el caso de la velada aburrida, los párpados te pesan y eres incapaz de reprimir los bostezos. Te sentirás tentado de cerrar los ojos, pero no lo hagas; dite que debes permanecer despierto un rato más. Nada más. Lo bueno de esta técnica es que puedes aplicarla tanto si te despiertas por la noche como durante el rato que tratas de conciliar el sueño. ¿Durante cuanto rato debes practicarla? Yo diría que si llegas al punto en que comprendes que no vas a conciliar el sueño, al igual que durante la práctica de control de estímulos (cuando te das cuenta de que no vas a dormirte y te levantas de la cama y, en caso necesario, abandonas el dormitorio para regresar al cabo de 30 o 45 minutos), ese es el momento de parar.

Mindfulness para el sueño y el insomnio

Aquí examinaremos un enfoque muy distinto para controlar los pensamientos, las preocupaciones y las rumias inoportunos. Pero en primer lugar debemos saludar a dos personas: el profesor Jon Kabat-Zinn y el doctor Jason Ong. El profesor Kabat-Zinn fue el primero en desarrollar el programa Mindfulness-Based Stress Reduction, Reducción del estrés basada en la atención plena (REBAP). Te recomiendo la lectura de su libro *Vivir con plenitud las crisis. Cómo utilizar la sabiduría del cuerpo y de la mente para enfrentarnos al estrés, el dolor y la enfermedad*, si deseas informarte sobre el mindfulness en general.

El doctor Ong, por otra parte, ha realizado un trabajo exhaustivo examinando las técnicas de mindfulness aplicadas a personas con insomnio. La forma en que el doctor Ong incorpora el mindfulness a la TCC-I es muy interesante y pone de relieve el motivo por el que yo sostengo que una persona no debe probarlo hasta que no haya completado todo el curso. El doctor Ong utiliza el mindfulness junto con una psicoeducación sobre el sueño (en esencia, la primera parte de este libro), higiene del sueño, control de los estímulos y reajuste del horario de sueño (restricción de sueño). En general, no se incluyen los componentes cognitivos tradicionales (esto es, control cognitivo, distracción cognitiva o «descatastrofización» del sueño) en una versión de TCC-I basada en el mindfulness. La razón, como podrás comprobar dentro de un minuto, es que el mindfulness utilizado para el sueño y el insomnio aborda los pensamientos negativos, las preocupaciones y las inquietudes que tenemos sobre nuestro insomnio y sus consecuencias diurnas de modo muy distinto a las terapias cognitivas «tradicionales».

En primer lugar, deseo poner de relieve un par de cosas con respecto al mindfulness utilizado para el sueño y el insomnio. La primera es que es una técnica que requiere tiempo aprenderla y mucha práctica. La mayoría de los estudios que se han hecho para evaluar su eficacia en personas con insomnio (junto con las técnicas conductuales de TCC-I) comportan al menos entre seis y ocho sesiones, además de un taller de una jornada y media que incluye ejercicios de meditación. Hace poco una persona aquejada de insomnio me preguntó por qué requería tanto tiempo. Acto seguido me preguntó por qué yo no recomendaba, como alternativa al programa, uno de los «libros de mindfulness para colorear» que ella había visto. Personalmente no tengo nada contra esos libros, pero no estoy seguro de que abracen todos los principios del mindfulness. Más bien me inclino a pensar, tras haber hojeado alguno, que la mayoría de ellos se centran en la relajación mental y/o la distracción cognitiva. Por tanto, no recomiendo un libro de mindfulness para colorear, puesto que, a mi entender, el mindfulness no pretende modificar tus niveles de tensión en sí mismos.

Lo segundo que cabe destacar sobre la utilización del mindfulness para el sueño y el insomnio es que debes practicarlo durante el día y aplicarlo por la noche solo cuando te sientas preparado para hacerlo. Este nivel de práctica suele comportar entre 30 y 45 minutos al día, 5 días a la semana durante 6 a 8 semanas, y no debe realizarse menos de 2 horas antes de acostarse. Lo que los estudios indican, sin embargo, es que existe una marcada relación entre el tiempo que dedicas a la práctica del mindfulness para el insomnio y su eficacia.

Como he mencionado, el mindfulness utilizado para el sueño y el insomnio presenta un enfoque muy distinto a la terapia cognitiva tradicional para combatir el insomnio. En lugar de trabajar contra los pensamientos, los sentimientos, las preocupaciones y las inquietudes relacionados con el sueño, como hacemos con la distracción cognitiva, trabajamos con estos pensamientos, sentimientos, preocupaciones e inquietudes. Sin embargo, esto no debe interpretarse como un enfoque pasivo, sino como una respuesta adaptativa que nos ayuda a contemplar nuestro sueño y nuestro insomnio con cierta perspectiva. Aquí voy a describir siete técnicas principales a partir de las cuales puedes reexaminar tu relación con su sueño, tu insomnio y cualquier disfunción o somnolencia diurna relacionada con tu sueño que hayas experimentado. Aunque esta NO es la técnica completa de mindfulness que el doctor Ong aplica en el contexto del insomnio, estos son los principios que creo que son importantes a la hora de considerar cómo podemos cambiar nuestra relación con nuestro insomnio y reducir las preocupaciones relacionadas con el sueño.

No juzgar – No juzgues el hecho de estar despierto por la noche como un hecho automáticamente negativo. Es un concepto neutral y debe ser interpretado como tal. Asimismo, no juzgues sentirte somnoliento durante el día como un hecho automáticamente negativo, sino como lo que es: sentirte somnoliento durante el día. En ocasiones tenemos que dormir fuera de las «horas normales». Por ejemplo, cuando no nos encontramos bien. En esas circunstancias no consideramos el sueño que obtuvimos como necesariamente negativo, sino que lo aceptamos sin darle más vueltas.

La mente del principiante – Trata cada noche como una entidad individual. No alimentes ninguna expectativa con respecto a tu sueño esta noche basándote en lo que ha ocurrido durante el día o el sueño que obtuviste anoche o anteanoche. En la página 15 explico por qué me disgusta el término «insomne». Pienso que da a tu insomnio una identidad. Podríamos decir que, cuanta más historia atribuyes a tu insomnio, mayor es el todo (el insomnio) que la suma de sus partes (tu sueño). ¡Gracias, Aristóteles!

No esforzarse – Reduce tus esfuerzos en dormir por la noche y tu necesidad de ocultar o combatir cualquier sensación de somnolencia diurna que experimentes. Ambas cosas existen y debes aceptarlas como son, ni más ni menos. Los esfuerzos por controlar nuestro sueño y las consecuencias de nuestro insomnio le prestan una identidad. Esta forma de controlar el esfuerzo es análoga a la intención paradójica. El otro problema, cuando tratamos de dormir, es que ignoramos el cuadro en su conjunto. Es frecuente que las personas con insomnio anulen compromisos o actividades sociales, que son placenteras, a fin de dormir más y/o controlar la somnolencia diurna. Anular esos compromisos equivale a descuidar otro aspecto de tu salud y bienestar general.

Aceptación – Acepta tu presente estado. Por ejemplo, diciendo: «Sí, anoche no dormí bien y, sí, hoy me siento cansado o somnoliento». Son pensamientos legítimos, que puedes observar y aceptar sin tener que hacer nada al respecto.

Soltar – No se trata de evitar un pensamiento o intentar aclarar tu mente. Deja que tus pensamientos aparezcan y desaparezcan cuando lo deseen. Toma la decisión consciente de aceptar cualquier pensamiento y sentimiento relacionado con el sueño tal como es, un pensamiento o un sentimiento, y no trates de cambiar, solucionar o reprimir el pensamiento o sentimiento. Es mucho mejor aceptar el pensamiento como un pensamiento sin tratar de evaluarlo. Trata de aceptar el pensamiento diciéndote que estás pensando, en lugar de centrarte en lo que significa el pensamiento.

Confianza – Comprende que tu mente y tu cuerpo no están ahí fuera o, en este caso, ahí dentro, tratando deliberadamente de destruirte o que son tan disfuncionales que te están perjudicando debido a una falta de cuidado o de dejadez por tu parte. Confía en que tu cuerpo y tu mente son capaces de regular tu sueño y tus necesidades diurnas si tú les permites que lo hagan. Piensa que unos padres primerizos sufren una gran pérdida de sueño durante largas temporadas, pero, en «circunstancias normales», eso no les causa graves perjuicios. Asimismo, incluso después de un largo período de privación de sueño, el cuerpo tarda relativamente poco tiempo en recuperarse y en que su sueño «normal» se restituya. Esto es prueba de que tu cuerpo y tu mente poseen la capacidad de autorregularse y corregir la falta de sueño, y en última instancia debes confiar en que lo harán.

Paciencia – Entiende que la calidad y cantidad de tu sueño no mejorarán de la noche a la mañana, y que este nuevo enfoque requiere tiempo y práctica.

Confieso que al principio me llevó un tiempo asimilar este enfoque, dado que es muy distinto a mi formación y mi manera, un tanto rígida, de pensar y trabajar. Una de las cosas que me ha ayudado a comprender el mindfulness para el sueño y el insomnio es observar sus paralelismos con el concepto de estrés. El estrés suele tener unas connotaciones muy negativas. Si yo pronuncio la palabra «estrés» ante ti, lo más seguro es que lo interpretes como que ha ocurrido o está a punto de ocurrir algo malo. Sin embargo, en su nivel fisiológico más básico, el cortisol (la «hormona del estrés») es neutral. El cortisol es producido por la corteza suprarrenal y, aunque es cierto que su producción aumenta cuando nos hallamos en una situación comprometida, necesitamos ciertos niveles de cortisol para vivir y funcionar. De hecho, el cortisol realiza varias funciones vitales para mantener el cuerpo equilibrado. Nos ayuda a metabolizar las grasas, los carbohidratos y las proteínas y contribuye a regular nuestro azúcar en sangre y nuestros niveles de insulina. Incluso cuando está descompensado, como en el caso de una situación comprometida, se produce un aumento de cortisol, en parte para asegurar una respuesta adecuada del sistema inmunitario. Por tanto, el cortisol constituye en gran medida una respuesta neutral o adaptativa, y es el énfasis que ponemos en él lo que lo convierte en «estresante».

Casos de estudio

Aquí presento unos casos de estudio que yo, o alguno de mis estudiantes en prácticas que trabajan conmigo, hemos visto a lo largo de los años. La razón de esta tercera parte es que, a diferencia del caso que expliqué en la primera parte (Lydia, en la página 65), la mayoría de los casos que vemos son complejos y el tuyo quizá lo sea también. Así pues, la tercera parte está destinada a ofrecerte, mediante cada ejemplo, una orientación útil si tienes lo que parece insomnio además de otra enfermedad o dolencia. Como es natural, todas las personas tienen distintas expectativas, pero creo que puede resultarte útil conocer cómo funciona el proceso desde nuestra perspectiva.

He modificado los nombres y los detalles identificativos de cada paciente (ocupación, estatus familiar, domicilio) con el fin de proteger al inocente (en este caso, yo). Observarás que la sección «Antecedentes» de cada caso de estudio es muy parecida. Yo, y mis estudiantes, utilizamos un sistema de formulario antes de ahondar en el problema o los problemas relacionados con el insomnio del paciente y los factores precipitantes, predisponentes y perpetuantes del problema existente. Ello se debe a que la información que obtenemos, llegados a ese punto, nos procura unas pistas sobre lo que puede causar el problema o agravarlo y, por supuesto, si existen otros.problemas que debemos explorar en primer lugar. En la tabla de más abajo describo este enfoque, para que puedas seguir lo que hago. La razón de que comparta esto contigo es porque, si consultas con un especialista en medicina conductual del sueño, es probable que este te formule unas preguntas similares, y de esta forma estarás preparado.

Factores personales	Edad
	Sexo
	Relaciones y parentescos
Ocupación	Horas de trabajo (o historial)
	Patrón laboral
Hogar	Quién vive en el hogar
	Quién o qué duerme habitualmente en el dormitorio
Estado de salud	Índice de masa corporal
	Historial de salud física
	Historial de salud psicológica
	Salud física actual
	Salud psicológica actual
	Uso de medicamentos
	Uso de sustancias (incluyendo medicamentos sin receta médica)
	Historial de sueño
	Historial familiar de sueño y salud
Estilo de vida	Ejercicio
	Dieta
	Consumo de bebidas alcohólicas
	Consumo de cafeína
	Tabaco
	Preferencia por la mañana/noche
	Aficiones e intereses
Niveles de estrés	Estrés laboral
	Estrés doméstico
	Otros tipos de estrés
	Forma de abordarlo
Factores relativos al dormitorio	Entorno del dormitorio
	Rutina con respecto al dormitorio
Patrones generales de sueño	Patrones en días laborables y no laborables
	Patrones durante las vacaciones
	Número de horas de sueño típico

Caso de estudio 1: Rob

Antecedentes

Rob es un pintor de treinta y cuatro años que trabaja para una empresa constructora multinacional que construye viviendas de lujo. Es un empleado a tiempo completo. No trabaja por turnos, pero trabaja más de 40 horas a la semana, y a veces hace otros trabajos para particulares además de su carga de trabajo «habitual». Tiene una pareja estable (Jo), una hija de seis años (Mallory) y dos perros (*Sam* y *Salty*). Los perros no duermen en el dormitorio.

Su índice de masa corporal (IMC) es 27 y se describe como «un poco más fornido que el oso medio». No tiene una historia de haber padecido una enfermedad física o psicológica grave, ni una lesión en la cabeza, y en la actualidad no padece ninguna enfermedad crónica ni toma ninguna medicación por un trastorno de larga duración. Tampoco ha tenido problemas de sueño con anterioridad. Aunque no cree que su padre y su madre tengan actualmente problemas de sueño, su padre padece hipertensión y se medica para controlarla. Rob no hace ejercicio de forma regular, pero dice que su trabajo lo «mantiene en forma» y Mallory lo mantiene ocupado los fines de semana. No fuma, pero bebe un par de cervezas por la noche, aunque los viernes, cuando sale con sus colegas, suele beber más (unas cinco o seis cervezas). Su consumo de cafeína es bastante elevado. No bebe café, pero suele tomarse cuatro, «o más», refrescos de cola *light* al día, y su última bebida con cafeína la bebe con la cena. No consume otras sustancias. Su dieta es «razonable», aunque un poco pesada, lo cual él atribuye a que Jo es «una magnífica cocinera del norte», aunque compran comida para llevar al menos una vez a la semana. Rob y Jo suelen cenar sobre las 7 o 7 y media.

Rob se describe como un tipo «más bien callado», que se siente razonablemente feliz con su trabajo y su vida. Afirma que sus niveles generales de estrés son «aceptables», y que cuando está estresado «procura seguir adelante».

El dormitorio es un lugar fresco, pero Rob se da cuenta de cuándo amanece debido a la luz que penetra a través de las cortinas, y también se filtran algunos sonidos del tráfico de la calle, sobre todo a última hora de la tarde, cuando Rob se acuesta. Rob y Jo suelen acostarse a la misma hora y él dice que son personas nocturnas, aunque con moderación. Su patrón de sueño general es bastante variable, especialmente los días que libra, cuando se acuesta entre las 10 y las 12 de la noche. No lee ni ve la televisión en el dormitorio, y el único aparato electrónico que tiene en el dormitorio es su teléfono móvil, que necesita para levantarse. Lo tiene en la mesilla junto a la cama, y cuando se despierta por la noche lo mira para saber qué hora es. En estos momentos (dado que a veces tiene que recorrer distintas distancias para llegar a la obra en la que trabaja), tiene que levantarse a las 5 y media para marcharse a trabajar los días laborables, y los días en que no trabaja se levanta entre las 8 y las 10 de la mañana, dependiendo de Mallory. Por lo general, Rob duerme un promedio de entre 5 horas y media y 6 horas cada noche.

Exposición de la queja

El principal problema de Rob es que cree que su sueño no es reparador, y durante el día se siente agotado porque se despierta muchas veces durante la noche. Dice que «no le cuesta» dormirse, pero por la noche permanece despierto, varias noches a la semana, por espacio de más de una hora. Estos despertares son numerosos (como mínimo cuatro o cinco), si bien vuelve a dormirse al cabo de unos 15 o 20 minutos. Dice que durante estos despertares no rumia y permanece acostado en la cama, en silencio, para no despertar a Jo. Dice que su problema de sueño no obedece a un patrón específico, aunque los fines de semana es más agudo, y los despertares no se producen a la misma hora todas las noches.

Rob dice que el problema actual comenzó hace unos dieciocho meses, cuando estuvo un par de semanas sin trabajar debido a un accidente que sufrió. Tropezó sobre un andamio y se lesionó el tobillo, lo cual le produjo mucho dolor. Dice que la lesión del tobillo se ha curado, no sufrió daños permanentes, no tuvieron que practicarle ninguna intervención quirúrgica en el tobillo y este ya no le duele. Dice creer que su problema de sueño está impactando en su trabajo y que el año pasado llegó tarde al trabajo en varias ocasiones, lo que no suele ocurrirle. Fue Jo quien le aconsejó que consultara con un médico sobre su sueño, pues había notado que sus ronquidos se habían agudizado, en términos de frecuencia y volumen, y algunas noches eran tan fuertes que ella tenía que bajar a dormir en el sofá. Rob ha probado tiras nasales y un espray para la garganta para controlar sus ronquidos, pero según Jo ninguno de esos sistemas ha dado resultado. Rob no ha consultado con su MF/MAP sobre sus problemas de sueño ni sus ronquidos. Cuando le pregunté qué pensaba sobre su dormitorio, respondió que no pensaba nada en particular, ni bueno ni malo. Lo considera, simplemente, un lugar para dormir. Dice que sus problemas de sueño no le preocupan mucho durante el día, pero por la tarde, cuando regresa a casa en coche del trabajo, teme sufrir algún contratiempo debido al sueño que arrastra. Respecto a cómo controla su problema de sueño día a día, procura acostarse temprano siempre que puede o «recupera horas de sueño» los días que libra. Dice que no necesita hacer la siesta y no suele quedarse dormido de forma involuntaria. Por último, cree que necesita como mínimo 7 horas de sueño «ininterrumpido» para sentirse descansado.

¿Es insomnio, otra cosa o una mezcla de ambos?

Es una buena pregunta. Rob parece reunir los seis criterios del trastorno de insomnio (insomnio medio). Tiene un patrón de eventos precipitantes (el accidente) y factores perpetuantes (tiempo adicional en la cama), pero algunas de las cosas que nos ha dicho requieren ser investigadas a fondo antes de que podamos determinar de modo concluyente cuál es el problema o los problemas. Los ronquidos constituyen el factor principal que nos impide llegar a un diagnóstico de insomnio, pues debemos averiguar si forman parte de un problema más serio. Rob mencionó también que su problema de sueño se agrava los fines de semana, lo cual puede deberse, en parte, a un mayor consumo de alcohol, que empeora los ronquidos. Lo que me llama la atención es que no presenta un desvelo condicionado con respecto al dormitorio o la rutina de acostarse, ni una gran preocupación o pensamientos catastróficos. Esto es raro en casos de insomnio, aunque no insólito.

Impresiones iniciales

Lo primero que debemos hacer es derivar a Rob a un especialista para que le practique unas pruebas y averigüe si padece algún trastorno respiratorio relacionado con el sueño. Entretanto, podemos empezar por tomar nota de su sueño, utilizando un diario del sueño, y examinar su higiene del sueño. Ahora bien, siempre insisto en que la higiene del sueño no resuelve el problema, puesto que no es probable que la causa sea una mala higiene del sueño. Dicho esto, cuando Rob acuda a hacerse las pruebas queremos que su higiene del sueño sea óptima, a fin de obtener un cuadro más claro de cuál es su problema o problemas de sueño. Concretamente, Rob puede hacer algunos cambios en el entorno del dormitorio (luz y ruido), dejar el móvil en un lugar donde no pueda acceder a él con facilidad para consultar la hora por la noche y reducir su consumo de alcohol y cafeína, en particular poco antes de acostarse. Ahora bien, yo no recomendaría a Rob que se sometiera a una TCC-I o que emprendiera este curso hasta no conocer los resultados de las pruebas, haber tomado las medidas oportunas y obtener el beneplácito de su MF/MAP o especialista. Lo que tampoco haré en estos momentos es pedirle que procure mantener un horario de sueño/vigilia regular, como suelo hacer en otros casos, porque si tiene un trastorno respiratorio relacionado con el sueño es posible que necesite ese tiempo adicional en la cama, hasta que reciba tratamiento, para mantenerlo despierto y alerta durante el día.

Resultado

Un especialista visitó a Rob por sus ronquidos y le practicó una prueba nocturna en casa (no una polisomnografía completa). Su índice de apnea/hipopnea resultó ser siete, lo que indica una leve apnea obstructiva del sueño (SAOS), véase página 78. Rob fue derivado a un dentista especializado en dispositivos mandibulares (DAM). Un DAM es un aparato semejante a un protector bucal que la persona se coloca en la boca por la noche. Mantiene la vía aérea abierta, lo cual no solo alivia en los casos de SAOS, sino que reduce los ronquidos. Los DAM se utilizan en general para una apnea de leve a moderada o si la persona padece una apnea más severa pero no tolera un dispositivo CPAP (las siglas en inglés de Presión Positiva Continua en la Vía Aérea), que explico más abajo.

El especialista recomendó también a Rob unos cambios en su estilo de vida, incluyendo ejercicio regular, algunas modificaciones en su dieta y un menor consumo de alcohol. Cuando Rob acudió para su visita de control, un mes después de recibir su DAM, el especialista le preguntó cómo dormía las noches en que utilizaba el dispositivo. En primer lugar, Rob tomó nota de cómo le había sido formulada la pregunta y respondió que utilizaba su DAM todas las noches sin falta. Había tardado un par de noches en acostumbrarse al dispositivo, pero ahora formaba parte de su rutina. En cuanto a sus problemas de sueño, Jo ha notado que los ronquidos de Rob han disminuido y ella ya no tiene que dormir en el sofá, y Rob afirma que sus niveles de somnolencia diurna han disminuido de forma significativa. Dicho esto, sigue experimentando frecuentes despertares nocturnos, que le causan malestar.

Dado que Rob no tiene ningún problema en utilizar su DAM y el especialista y el MF/MAP creen que podemos empezar a tratar su insomnio, hemos decidido seguir adelante con el tratamiento.

Como es natural, nosotros (junto con el MF/MAP) comentamos con Rob todas las opciones, farmacológicas y no farmacológicas, y él se decantó por un tratamiento completo de TCC-I. Un aspecto que tuvimos que tener muy en cuenta durante el tratamiento fue monitorizar sus niveles de somnolencia diurna, para verificar si se producía un aumento significativo. Hoy en día Rob duerme mucho mejor y solo se despierta por la noche de vez en cuando (una o dos veces al mes), generalmente para ir al baño. Caso cerrado.

Presión positiva continua en la vía aérea

La presión positiva continua en la vía aérea se utiliza generalmente en casos de un SAOS severo, o cuando aparte del síndrome hay evidencia de una somnolencia diurna excesiva. Un especialista, por lo general en medicina respiratoria o ENT (otorrinolaringología), le prescribirá un CPAP después de verificar si existen trastornos respiratorios relacionados con el sueño. El CPAP se presenta en diversos formatos, pero suele consistir en una mascarilla que se coloca sobre la nariz o la nariz y la boca. La mascarilla está conectada mediante un tubo a un motor que produce la presión de aire que mantiene la vía aérea abierta, impidiendo el colapso parcial o total de la vía aérea. Muchos pacientes notan un alivio casi inmediato cuando utilizan un CPAP, su alteración del sueño disminuye, roncan menos y tienen más energía durante el día.

Caso de estudio 2: Kathy

Antecedentes

Kathy es una mujer de cincuenta y ocho años que había trabajado como recepcionista en un hotel. Hace tres años se jubiló debido a un dolor neuropático crónico. Anteriormente había realizado un trabajo por turnos, pero dice que no le causaba ningún trastorno. Actualmente se dedica a ayudar a su hija cuidando de sus nietos durante el día, y se reúne con sus amigas siempre que puede. Es viuda y tiene dos hijos (Michelle, de treinta y cinco años, y Michael, de treinta y dos). Kathy vive con su pareja (Roger), no tienen mascotas y ninguno de sus hijos vive en casa. Kathy tiene un IMC de 20. Su estado de salud, aparte del dolor crónico, es satisfactorio y no padece ninguna otra enfermedad o dolencia física o psicológica. Tuvo una menopausia relativamente temprana (comenzó cuando tenía cuarenta y siete años) y el médico le prescribió una terapia de sustitución hormonal (TSH), pero al cabo de tres años Kathy la dejó. No ha padecido ninguna lesión en la cabeza ni otras enfermedades psicológicas o físicas. El médico le recetó gabapentina para el dolor crónico en tres dosis diarias, que toma por la mañana, por la tarde y por la noche antes de acostarse. Kathy dice que la gabapentina le alivia el dolor en general, pero sigue teniendo algunas punzadas, sobre todo al atardecer. Aunque hace tres años que le diagnosticaron un dolor crónico, sufre dolores desde hace cinco. No toma otras sustancias.

Kathy dice que siempre ha sido propensa a padecer alteraciones del sueño, en particular cuando está estresada, pero nunca habían sido tan agudas o prolongadas como ahora. Con respecto a su historia familiar, dice que su madre siempre había dormido mal. Por otra parte, su madre, que murió hace tres años, padecía diabetes tipo 2 y cáncer, y su padre ha sido diagnosticado de asbestosis. Su padre vive cerca de Kathy y ella va a verlo todos los días, para llevarle la compra o «asegurarse de que come de forma sana». En cuanto a su estilo de vida, Kathy bebe solo los fines de semanas y solo una o dos copitas de vino, y practica la natación dos veces por semana, aunque no le apasiona. También disfruta con su clase de yoga semanal, aunque se describe como «una practicante mediocre». No fuma, pero bebe al menos cuatro cafés al día, el último a la hora del almuerzo. Dice que come una dieta saludable, y rara vez compra comida para llevar, aunque apunta que «le encantan los postres». Suele cenar sobre las 7.30. Dice que sus niveles de estrés son «aceptables» y que el yoga la ayuda a combatirlo. Hace un par de años siguió un curso de meditación y dice que así es como controla su estrés y sus dolores cuando son insoportables. Ha leído sobre higiene del sueño, y su dormitorio es fresco, oscuro, silencioso y confortable. No contiene nada que la distraiga o la mantenga desvelada, y solo lo utiliza para dormir y tener sexo. Utiliza un despertador, porque le gusta despertarse todos los días a la misma hora, a las 7.45 de la mañana, incluso los fines de semana. Su rutina nocturna consiste en acostarse hacia las 10 salvo que «pongan algo interesante en la televisión, lo cual es raro». Dice que duerme un promedio de unas 6 horas por la noche.

Exposición de la queja

Kathy nos explica que su principal problema es que permanece despierta durante mucho rato por la noche. Suele despertarse dos o tres veces durante la noche, pero estos despertares pueden prolongarse hasta una hora y media cada vez. Se producen «cinco noches de siete», y hace unos once años que ocurren. Kathy asegura que su problema de sueño comenzó por la misma época que su menopausia; por la noche tenía sofocos, se despertaba empapada en sudor y tenía que cambiar las sábanas. Desde que comenzó su problema de sueño, Kathy dice que ha habido escasos períodos de remisión. Asegura que estos despertares se producen de forma aleatoria y que su patrón de sueño no presenta ninguna diferencia los fines de semana o cuando está de vacaciones. Cuando le preguntamos qué hacía cuando estaba despierta, respondió que trataba de meditar, pero que le costaba mucho y acababa pensando en todo tipo de cosas. Durante esos ratos permanecía en la cama, porque se sentía mejor si descansaba que si se levantaba y se ponía a dar vueltas por la casa.

Cuando le pedimos que nos hablara sobre su sueño y su dormitorio, describió la angustia de irse a la cama y lo ansiosa que se sentía incluso antes de acostarse. A Kathy le cuesta afirmar de modo tajante si su problema de sueño interfiere con su vida, debido al dolor que experimenta, pero está claro que le produce un gran malestar. No tiene otros problemas con su sueño, aunque Roger ronca a veces y ella tiene que «decirle amablemente» que se vaya a su lado de la cama. Roger no tiene nada que añadir sobre el sueño de Kathy y no ha observado nada raro con respecto a su conducta o nerviosismo. A lo largo de los años, Kathy ha probado diversos remedios alternativos que compró en el supermercado, pero no le han aliviado en absoluto. Ha hablado de su sueño con su MF/MAP y este propuso recetarle una medicación, que ella probó al principio. Dice que le aportó cierto alivio, pero dejó de surtir efecto y no siguió tomándola. Kathy cree que su problema de sueño y su dolor están ligados y que esta combinación acabará causándole una enfermedad grave, como a su madre. Su sueño no le preocupa durante el día, pero dice que la meditación y el yoga la ayudan mucho. Ha probado a hacer la siesta durante el día, pero le resulta imposible. Por último, dice que cree que necesita 8 horas de sueño para sentirse descansada.

¿Es insomnio, otra cosa o una mezcla de ambos?

Este caso parece ser una mezcla de ambos factores. A Kathy le han diagnosticado un dolor crónico y reúne todos los criterios del trastorno de insomnio (insomnio medio). Lo que sabemos es que el dolor provoca problemas de sueño y los problemas de sueño merman nuestra capacidad de tolerar el dolor. Dicho esto, el problema de sueño comenzó antes del dolor, por lo que es probable que este agravara el problema ya existente, posiblemente a través de la activación cortical. Kathy presenta un patrón de factores predisponentes, precipitantes y perpetuantes. Específicamente, pasa mucho tiempo en la cama, casi 10 horas cada noche, y gran parte de este tiempo permanece despierta. Asimismo, presenta un desvelo condicionado y una profunda preocupación relacionada con el sueño que trata de controlar.

Impresiones iniciales

Puesto que Kathy reúne todos los criterios del insomnio y el dolor, aunque es un problema, no explica de modo satisfactorio el insomnio, podemos seguir adelante. Ahora bien, Kathy visita a un especialista del dolor y toma gabapentina. Aquí es donde todos debemos ponernos de acuerdo antes de decidir la forma de abordar el problema del insomnio. Es preciso evitar que se produzcan consejos contradictorios entre el MF/MAP, el especialista del dolor y nosotros. Es muy frecuente, especialmente en situaciones en que existe un dolor crónico (como en el caso de fibromialgia) o un gran cansancio (como en el caso de un cáncer y en especial durante el tratamiento), que se aconseje al paciente que descanse y haga la siesta durante el día, lo que puede chocar con el tratamiento no farmacológico tradicional del insomnio (como la TCC-I tradicional y este curso). Puesto que la higiene del sueño de Kathy es excelente, no es preciso hacer nada al respecto, aparte de recordarle que es adecuada y que debe mantenerla. Yo le recomendaría también que completara un diario del sueño.

Resultado

Las cuatro partes (Kathy, nosotros, el MF/MAP y el especialista del dolor) mantuvimos varias conversaciones para cambiar impresiones. El especialista del dolor quería que Kathy iniciara un programa de terapia cognitivo-conductual para controlar el dolor, y el MF/MAP opinaba que el control del dolor era prioritario antes de abordar el problema de sueño de Kathy. Durante nuestras conversaciones, exploramos también unos remedios alternativos a la gabapentina y la posibilidad de modificar la hora de la última dosis. Asimismo, el MF/MAP quería recetar a Kathy otro tipo de somnífero, que ella no había tomado nunca, durante el período en que se sometiera a una TCC para combatir el dolor. Kathy rechazó un tratamiento farmacológico, incluso como medida a corto plazo. Nosotros, por nuestra parte, queríamos empezar a abordar de inmediato su problema de sueño y que se sometiera a una TCC-I.

Ahora bien, aquí es donde se plantea un problema, porque una de mis reglas es que una persona no debe someterse al mismo tiempo a dos tipos de terapia cognitivo-conductual, enfocadas de modo distinto. Eso no quiere decir que no me guste trabajar en un equipo multidisciplinar, pero pienso que es muy confuso para el paciente someterse a dos tratamientos muy similares al mismo tiempo. A mi modo de ver, es como administrarle dos medicamentos similares, uno para la ansiedad y otro para la depresión, cuando existe un medicamento que combate ambos trastornos.

En este caso, llegamos a lo que creo que fue una solución satisfactoria. Enseñamos al especialista del dolor cómo administrar la TCC-I y le mostramos los estudios de la doctora Carla Jungquist y la doctora Nicole Tang. Tanto Carla como Nicole han desarrollado unas variantes de TCC-I que incorporan técnicas de control específicamente diseñadas para personas aquejadas de dolor crónico, con gran éxito. El especialista del dolor administró a Kathy un curso completo de TCC-I junto con su TCC para controlar el dolor, y nosotros consultamos con ellos durante todo el tratamiento. El sueño de Kathy ha mejorado mucho y, aunque todavía se despierta una o dos veces a la semana, vuelve a dormirse con facilidad. Asimismo, ya no teme entrar en el dormitorio ni volver a padecer un trastorno del sueño en el futuro. Caso cerrado.

Caso de estudio 3: William

Antecedentes

William es un estudiante de veintidós años que estudia a tiempo completo para obtener un grado en matemáticas. Sus estudios en la universidad van bien y todo indica que se graduará con matrícula de honor. Asimismo, trabaja a tiempo parcial en un bar local, cuatro noches a la semana, para redondear el préstamo para estudiantes que le concedieron. Tiene una vida social satisfactoria y muchos amigos tanto en casa como en la universidad. Comparte la vivienda con otras personas, cerca del campus, y ocupa un dormitorio él solo. En su edificio viven otras cinco personas, con las que dice llevarse «bastante bien». Tiene una pareja estable (Ibrahim), con quien pasa dos o tres noches a la semana, por lo general en casa de William. No tiene mascotas. Su IMC es de 18. Goza de buena salud física y no toma ninguna medicación por una dolencia de larga duración. Hace un tiempo tuvo ansiedad y depresión, pero en la actualidad tampoco se medica por estos trastornos. No tiene una historia de enfermedades físicas graves ni ha sufrido ninguna lesión en la cabeza. Dice que su actual estado de ánimo es «quisquilloso», y a menudo tiene la sensación de que va a ocurrir algo malo. Hace un mes que William se siente así, pero no ha consultado con su MF/MAP al respecto, pues prefiere «dejar que pase». Hace tiempo probó cannabis, pero en la actualidad no consume ninguna sustancia.

Describe su historia del sueño como «aceptable», aunque nunca ha sido un buen dormidor. No conoce la historia de su familia con respecto al sueño, pues dice que no suelen hablar de temas de salud, pero su hermana mayor (Jean) fue diagnosticada el año pasado con síndrome de fatiga crónica. El régimen de ejercicio de William consiste en jugar a bádminton una vez a la semana y caminar «kilómetros» a través del campus. Reconoce que su dieta deja bastante que desear y compra comida para llevar varias veces a la semana, porque dice que «a la larga resulta más económica». Su hora de cenar es muy variable, dependiendo de su trabajo y su horario en la universidad, y suele ser entre las 9 y las 11 de la noche. No fuma pero bebe alcohol, principalmente las noches después de terminar su trabajo en el bar. Su consumo de alcohol es variable, pero suele consistir en un par de cervezas o vasos de sidra, que bebe las noches que trabaja en el bar. Toma bebidas con cafeína y unos dos cafés al día, pero solo por las mañanas. Dice que sus niveles de estrés «no deberían ser tan altos», pero reconoce que no sabe organizarse para hacer frente a sus compromisos de trabajo y en la universidad. Puesto que vive predominantemente en una habitación, el entorno de su dormitorio es también donde pasa buena parte de su tiempo libre y estudiando. Dice que no tiene ningún control sobre el termostato y que en su habitación o hace un frío polar o un calor insoportable. La habitación es ruidosa, debido a sus compañeros de vivienda, porque todos trabajan y estudian a distintas horas, y William supone que él hace tanto ruido como ellos. El dormitorio es oscuro, cuando es necesario, y William dice que cuando las cortinas están cerradas no se da cuenta de cuándo amanece. Como es natural, en la habitación hay numerosos dispositivos electrónicos, y su ordenador portátil, su *tablet*, su móvil y sus consolas de juegos están «al alcance de la mano». William asegura que «necesita» su despertador para llegar con puntualidad a la universidad o al trabajo todos los días, de lo contrario llegaría tarde.

Dice que es una persona nocturna y suele acostarse cuando está cansado, entre medianoche y las 2 de la mañana. Algunos días tiene que levantarse y salir a las 8.45 de la mañana, pero, los días que tiene libre, se queda durmiendo hasta las 11.30 de la mañana o el mediodía. William dice que duerme un promedio de unas 7 horas por noche.

Exposición de la queja

William tiene problemas para conciliar el sueño. Pese a estar cansado, suele tardar entre 1 y 2 horas en dormirse. Dice que está siempre agotado, pero no consigue conciliar el sueño con facilidad. Su problema con el sueño empezó hace unos seis meses y, aunque no sabe qué lo desencadenó, dice que por esa época se sentía «siempre estresado». Cree que su problema de sueño está impactando su capacidad de concentrarse en la universidad y teme que, si el problema persiste, afecte sus calificaciones. Cuando le preguntamos sobre su patrón de sueño los días en que no asiste a la universidad o no trabaja, o durante las vacaciones de verano, respondió que por lo general duerme más, que a veces no se levanta hasta media tarde, pero que se sigue sintiendo con la cabeza espesa. William no tiene otra queja con respecto a su sueño y dice que ninguno de sus compañeros de vivienda o miembro de su familia ha notado nada raro en sus hábitos de sueño, salvo su «conducta vampírica». Nunca ha probado nada para resolver su problema de sueño, porque confiaba en que acabaría desapareciendo.

Cuando le preguntamos qué hace durante las horas que trata de conciliar el sueño, respondió que en principio permanece acostado en la cama, despierto, preocupado por su rendimiento en la universidad. También se esfuerza en dormir, pero al final, cuando todo falla, saca su ordenador portátil y se pone a hacer deberes. Dice sentirse preocupado por su sueño, lo que le crea más ansiedad durante el día. Cuando le preguntamos qué pensaba acerca de su habitación, respondió que «odia la forma en que vive», y que dormir «es una experiencia dolorosa». Por último, William cree que necesita entre 8 y 9 horas de sueño por noche para sentirse descansado.

¿Es insomnio, otra cosa o una mezcla de ambos?

Todo indica que en este caso puede tratarse de tres, o más, cosas. Aunque William presenta todos los síntomas de un diagnóstico de trastorno del insomnio (insomnio medio), hay varios factores que lo complican y me impiden llegar de inmediato a esta conclusión.

Su edad, junto con los días en que trasnocha y los días en que, cuando puede, se levanta tarde, indican un posible trastorno del ritmo circadiano (retardado), más frecuente de lo que suponemos en los adolescentes. Sabemos que los adolescentes necesitan más sueño que los adultos, pero a veces, cuando llegan a la pubertad, ocurre algo: la producción de melatonina empieza a retrasarse y nos volvemos más «nocturnos». Debido a este retraso en la producción de melatonina, los indicios de que tenemos sueño (como bostezar) también se retrasan, suponiendo que estén presentes a esa edad, de modo que preferimos trasnochar y levantarnos tarde por la mañana. Por eso a los adolescentes les cuesta despertarse por las mañanas. No es pereza, sino un cambio biológico que no encaja con los horarios de instituto o universidad de muchos jóvenes. Este proceso puede durar hasta los veintitantos años. Sin embargo, si tomamos todo esto en cuenta junto con el horario de trabajo/universidad de William, cabe pensar que sufre también cierta privación de sueño, ya que no duerme la cantidad de horas que necesita a estas alturas de su vida. Esto quizás explique por qué sigue sintiéndose amodorrado incluso cuando consigue dormir mucho (durante las vacaciones de verano), pues está devolviendo la deuda de sueño que ha acumulado durante el semestre.

También debemos tener en cuenta el estado de ánimo de William, que requiere ser investigado más a fondo dado que los problemas con el inicio de sueño pueden indicar problemas de ansiedad. Dicho esto, William presenta todos los signos del trastorno de insomnio, incluyendo el esfuerzo para dormir y sus preocupaciones/pensamientos catastróficos relacionados con el sueño, y el hecho de que el problema de sueño apareciese antes que la ansiedad me induce a pensar que la ansiedad no es la causa del problema de sueño, sino que probablemente lo agrava.

Impresiones iniciales

Lo primero que debemos hacer es examinar el ritmo circadiano de sueño/vigilia de William antes de abordar el insomnio, suponiendo que exista un problema de insomnio. Asimismo, queremos que William hable con su MF/MAP sobre su ansiedad, porque, aunque tenga un trastorno del ritmo circadiano y/o insomnio, la TCC-I o este curso le resultarán más difíciles de sobrellevar si además padece ansiedad. Eso no significa que, si su MF/MAP está de acuerdo, no podamos comenzar con el curso hasta después de haber resuelto su ansiedad, solo que tendremos que extremar las precauciones.

El problema de la higiene del sueño, en este caso, es un tanto complejo. Puesto que William vive principalmente en una habitación, debemos hallar soluciones creativas para asegurarnos de que su dormitorio es fresco, oscuro, silencioso y confortable y no contiene ningún dispositivo electrónico al alcance de su mano. Lo que recomiendo, en esta situación, es similar a lo que digo en la página 141 sobre las personas que, por la razón que sea, no pueden abandonar el dormitorio por la noche cuando practican el reajuste del horario de sueño y control de estímulos. Aquí, debemos habilitar dos espacios distintos, uno de día y otro de noche. Los aparatos electrónicos deben permanecer en el espacio de día. Lo ideal sería que William consiguiera un biombo o una sábana con que separar ambos espacios. En cuanto al ambiente fresco y el silencio, lo mejor es mantener las ventanas abiertas y utilizar unos tapones para los oídos. Llegados a este punto, también hablaremos con William sobre los efectos que el consumo de alcohol y cenar tarde pueden tener sobre su sueño.

Resultado

Dimos a William un actígrafo y un diario del sueño para monitorizar su sueño durante dos semanas. Durante ese período, y cuando fuera posible, tenía que dormir *ad libitum* tanto como fuera posible, a fin de que pudiéramos comparar su perfil circadiano de sueño/vigilia entre los días de «trabajo» y «no trabajo». Entretanto, William accedió a hablar de sus síntomas de ansiedad con su MF/MAP. Resultó que presentaba un retraso considerable en su ritmo circadiano de sueño/vigilia, más de lo previsible en esos momentos de su vida, y por tanto tenía un trastorno del ritmo circadiano. Su TRC fue tratado, juntamente con un especialista en cronoterapia, utilizando luminoterapia, lo cual llevó cierto tiempo. Aunque el MF/MAP se mostró de acuerdo en que William iniciara el curso para controlar su insomnio antes de que consultara con un especialista en problemas de ansiedad (William no quería medicarse para combatir su ansiedad), cuando la luminoterapia concluyó ya no presentaba los criterios de insomnio y no fue necesario que se sometiera al curso completo.

En la actualidad William mantiene un horario regular de sueño y el cansancio que experimentaba ha desaparecido. No obstante, su sueño sigue preocupándolo. Hablamos con él sobre el esfuerzo para dormir, identificar los riesgos y utilizar el modelo Spielman, como hicimos contigo (página 72), y la prevención en términos de trastornos del sueño. Caso cerrado.

Caso de estudio 4: Sally-Ann

Antecedentes

Sally-Ann es una mujer de cincuenta y nueve años, jubilada, que trabajaba como contable en una empresa. Aunque ya no trabaja a tiempo completo, de vez en cuando redacta contratos de consultoría para su antigua empresa. Esto, dice, le lleva, «como mucho», un día a la semana. Nunca ha realizado un trabajo por turnos. Durante el día se dedica a revisar «las cuentas» de una organización benéfica local, y es muy aficionada al golf, deporte que practica al menos tres veces a la semana. Tiene una vida social muy activa y por las tardes «sale siempre», o al menos hasta hace poco. Está soltera y vive sola. No tiene mascotas, «aunque adora a los animales», porque es alérgica. Su IMC es de 17. Cuando tenía cuarenta años le diagnosticaron una tiroides hiperactiva (hipertiroidismo), al cabo de un año le extirparon la tiroides y en la actualidad toma todos los días levotiroxina a la hora de desayunar. Recientemente le diagnosticaron anemia debido a una falta de hierro y toma unos suplementos de hierro dos veces al día. Aparte de eso, no padece ninguna otra enfermedad física y su historia de salud física es satisfactoria. Hace unos años pasó por la menopausia «sin demasiados problemas». No consume sustancias.

Sally-Ann no había tenido nunca problemas de sueño y se consideraba una «magnífica dormidora» hasta que comenzó el problema. No cree que sus padres padecieran problemas de sueño y ambos vivieron hasta pasados los ochenta. Poco después de que su madre falleciera a causa de un ataque al corazón (curiosamente, no padecía una enfermedad coronaria), su padre desarrolló demencia y se mudó a casa de Sally-Ann. Ella cuidó de él, un trabajo adicional a tiempo completo, durante unos cinco años. Su padre falleció hace cuatro años, por la época en que Sally-Ann empezó a tener problemas de sueño. Consultó con su MF/MAP, que le prescribió un inhibidor selectivo de la recaptación de serotonina (ISRS). A lo largo del año siguiente, Sally-Ann fue dejando de tomarlo, pero dice que su estado de ánimo ha sido «variable» durante los seis últimos meses.

Hace mucho ejercicio, principalmente en el gimnasio, a veces hasta última hora de la tarde, afirma que sigue una «dieta sana» y no fuma. Cena a las 8 de la tarde. Bebe alcohol y la mayoría de las noches se toma una o dos copa de vino, y «quizás una más» cuando sale con amigos. De vez en cuando se toma también una copa de whisky, las noches en que «sabe» que le va a costar conciliar el sueño. Bebe café, pero solo por la mañana, luego se pasa al té. Su última taza de té la toma a las 3 de la tarde. Dice que sus niveles de estrés «no son demasiado altos, salvo los días después de haber pasado la noche sin apenas pegar ojo», y se define como una «perfeccionista innegable e incorregible», además de una persona muy crítica, pero solo consigo misma. Su dormitorio es fresco, oscuro y silencioso. En el dormitorio tiene televisión, que ve cuando se despierta por la noche. También se lleva su teléfono móvil y su *tablet* al dormitorio, y suele usarlos durante la noche. Le gusta mantener una rutina de sueño/vigilia, se acuesta «casi siempre» hacia las 11 de la noche y se levanta a las 7 de la mañana, al margen de lo que tenga que hacer al día siguiente. Lee durante unos 30-40 minutos en la cama y luego trata de conciliar el sueño. Dice que duerme un promedio de 4 horas y media por la noche.

Exposición de la queja

Sally-Ann dice que no le cuesta conciliar el sueño, pero suele desvelarse por la noche y despertarse demasiado temprano por la mañana. Dice que por regla general se despierta dos veces durante la noche, siempre a primeras horas de la mañana, hacia las 2 o las 3.30, permanece desvelada durante la noche un total de 2 horas y media, se despierta de nuevo hacia 5.30 de la mañana y ya no consigue volver a dormirse. Asegura que este patrón se repite con frecuencia, unas cuatro veces a la semana, pero que no hay un patrón específico de las veces exactas que se despierta.

Dice que el problema comenzó hace cuatro años, pero durante un año mejoró un poco. Después de dormir mejor durante casi un año, el problema de sueño reapareció. El presente episodio dura desde hace dos años. El desencadenante, del primer episodio, como vimos antes, fue la muerte de su padre, pero Sally-Ann no recuerda ningún factor específico que hiciera que su problema de sueño «reapareciese con más intensidad que antes». Cuando le pedimos que nos dé más detalles, dice que por la época en que volvió a producirse una alteración del sueño ella hizo unas reformas en su casa, porque su padre había venido a vivir con ella y la situación era «bastante caótica». Está convencida de que su problema de sueño impacta en su estado de ánimo y que ella no es una compañía agradable, porque siempre está cansada. No cree tener otros problemas de sueño y nunca le han dicho que tenga un sueño agitado o que ronque. Dicho esto, recientemente ha observado que por la mañana las sábanas «están hechas un lío». Ha probado varias cintas de audio de relajación, pero no la alivian, sino que hacen que se sienta más frustrada. No ha hablado de su sueño con su MF/MAP. Cuando le preguntamos qué opinaba sobre su dormitorio, respondió que «es una habitación preciosa», pero que «no le gusta estar en ella tanto como antes». Dice que cuando está de vacaciones duerme algo mejor, pero que eso «dura poco». También dice que a menudo «se angustia» al pensar en su problema de sueño, pues teme que sea permanente y deba aprender a vivir con esta alteración del sueño debido a su edad. Cree que necesita 7 horas de sueño para funcionar al día siguiente.

¿Es insomnio, otra cosa o una mezcla de ambos?

El de Sally-Ann parece, a primera vista, un caso claro de trastorno del insomnio (una mezcla de insomnio medio e insomnio terminal). Reúne todos los criterios y presenta un patrón de eventos y circunstancias predisponentes (personalidad perfeccionista, episodio anterior de insomnio), precipitantes (las reformas de su casa) y perpetuantes (preocupación con el sueño y desvelo condicionado). Sin embargo, hay un par de cosas que debemos analizar al mismo tiempo.

En primer lugar, el promedio de sueño que Sally-Ann dice obtener se acerca mucho a los límites que yo establezco para detectar un insomnio paradójico. Segundo, siempre me intriga una cama revuelta por la mañana. Aunque puede ser signo de una noche de sueño agitado, también puede apuntar a un trastorno de movimientos periódicos de las extremidades (TMPE). Puesto que tenemos una mezcla de anemia, ejercicio a última hora de la tarde y consumo de alcohol para dormir, y todos estos factores pueden agravar el TMPE, no lo descarto. El inhibidor selectivo de la recaptación de serotonina (ISRS) también es un tema interesante, porque sabemos que algunos ISRS pueden incrementar los síntomas de TMPE, y cuando Sally-Ann dejó el ISRS tuvo un período de remisión. Por otra parte, su presente estado de ánimo requiere ser analizado y tratado. Despertarse temprano por la mañana puede ser un signo de depresión, y Sally-Ann nos dijo que durante los seis últimos meses su estado de ánimo ha sido «variable». Aunque el cambio en su estado anímico se produjo con posterioridad al problema de sueño, requiere ser investigado a fin de verificar si impactará en otras estrategias de tratamiento.

Impresiones iniciales

Lo primero que debemos hacer es averiguar hasta qué punto los problemas de sueño de Sally-Ann pueden obedecer a todos los factores que inciden en el TMPE y, por supuesto, si padece el síndrome de TMPE. También debemos averiguar si Sally-Ann tiene insomnio paradójico o no. Asimismo, le pediremos que visite a su MF/MAP para que se haga una analítica de control de su anemia por falta de hierro, para averiguar si tiene que incrementar los suplementos de hierro y, de paso, comentarle al médico el cambio en su estado anímico. Nada impide que Sally-Ann comience su diario del sueño previo al curso y una higiene del sueño, puesto que ambas cosas nos resultarán muy útiles al MF/MAP y a nosotros. Concretamente con respecto a la higiene del sueño, debemos abordar el consumo de alcohol, los dispositivos electrónicos que Sally-Ann utiliza en el dormitorio y el hecho de que haga ejercicio poco antes de acostarse, como problemas principales. Puesto que es un tema complejo, en el que inciden muchos factores potencialmente influyentes, debemos adoptar un enfoque sistemático paso a paso, resolviendo un problema tras otro.

Resultado

Lo primero que hicimos fue pedir a Sally-Ann que pidiera cita con su MF/MAP para comentar con él su estado anímico y su anemia debida a una falta de hierro, pero dejando el tema de sus problemas de sueño para más adelante. Mientras organizábamos esto, pedimos a Sally-Ann que realizara un rápido experimento. Le pedimos que dejara de beber alcohol y que hiciera ejercicio a última hora de la tarde durante una semana, y que durante esos días mantuviera un diario del sueño previo al curso. También le pedimos que durante esa semana tomara nota de su «cama revuelta» e iniciara una higiene del sueño. Al término de esa semana Sally-Ann nos dijo que dormía mejor, con menos despertares prolongados, y que no deshacía tanto la cama, pero seguía despertándose por la mañana más temprano de lo debido.

Sally-Ann fue a ver a su MF/MAP, que le hizo una analítica para comprobar sus niveles de hierro, y hablaron del cambio en su estado de ánimo, pero no acordaron ningún tratamiento. La semana siguiente pedimos a Sally-Ann que continuara con el experimento durante otra semana (esto es, abstenerse de beber alcohol y de hacer ejercicio a última hora de la tarde) mientras monitorizábamos su sueño con un actígrafo. Aquí buscamos el potencial de insomnio paradójico. Durante esa semana, el MF/MAP nos envió los resultados del análisis, que indicaban que los niveles de hierro y capacidad total de fijación del hierro eran satisfactorios. También recibimos los resultados de la actigrafía que le habíamos practicado durante la semana, que no mostraban ningún signo significativo de insomnio paradójico. Comoquiera que Sally-Ann seguía reuniendo todos los criterios del trastorno de insomnio y no había ninguna evidencia de TMPE o insomnio paradójico, el siguiente paso consistía en que hablara con su MF/MAP sobre el tratamiento que debía recibir para combatir su insomnio. Nosotros hablamos con el MF/MAP, a petición de este y con el beneplácito de Sally-Ann, y el MF/MAP se mostró de acuerdo en que comenzara su tratamiento contra el insomnio. Sally-Ann eligió una breve versión personalizada de TCC-I (es decir, este curso con mi presencia física). Su sueño y su estado anímico han mejorado mucho, en la actualidad duerme de un tirón por las noches y se despierta cuando el despertador suena a las 7 de la mañana. Caso cerrado.

Nota complementaria

Deseo comentar aquí que el caso de Sally-Ann pone de relieve el impacto que el tratamiento contra el insomnio puede tener sobre el estado de ánimo. Varios estudios, incluyendo uno mío, demuestran que uno de los derivados de la TCC-I y de cursos como este (yo lo llamo «derivado» porque no estamos seguros de por qué ocurre), es que impacta en nuestro estado anímico. Tanto los síntomas de ansiedad como de depresión parecen disminuir de modo significativo tras un tratamiento de TCC-I. Se trata de un hallazgo científico muy reciente y, al menos para mí, muy alentador, y aunque hace poco que hemos empezado a comprenderlo, me hace muy feliz (mi más sincera gratitud a la doctora Colleen Carney y a la profesora Rachel Manber por este extraordinario trabajo).

Hablar del sueño con el MF/MAP

En otro sentido, abordemos el tema de hablar del sueño con tu MF/MAP. Por desgracia, la formación en medicina del sueño es muy limitada, en especial para quienes yo denomino profesionales médicos de «primera línea» (los que trabajan en atención primaria). Aunque hay un par de especialidades médicas (como psiquiatría y neurología), cuya instrucción básica comprende ciertos conocimientos sobre medicina del sueño, es probable que tu MF/MAP trabaje desde una experiencia anterior con pacientes en lugar de desde una amplia formación en medicina del sueño propiamente dicha. Esto no es una caza de brujas contra los MF/MAP, pues creo que bastantes problemas tienen, sino que me limito a exponer la pura verdad. En primer lugar, debes tener en cuenta que tu MF/MAP sin duda es consciente de que su base de conocimientos es limitada con respecto a la medicina del sueño en general, y en particular la medicina conductual del sueño, como varios estudios en el Reino Unido, Australia y Estados Unidos han demostrado.

Pienso que aquí tenéis una excelente oportunidad de trabajar juntos. Esta es también una de las razones por las que sugiero que, si tienes un problema de sueño, y tras utilizar el algoritmo en la página 46 llegas a la conclusión de que no es insomnio o un insomnio complicado con otra situación, dolencia o enfermedad que requiere ser tratada antes, completes el diario del sueño previo al curso y empieces a practicar una higiene del sueño antes de visitar a tu MF/MAP. Si llevas tu diario del sueño cuando acudas a ver a tu médico, junto con una buena información sobre tu higiene del sueño, ambos ahorraréis tiempo y energía desde el principio. De esta forma podréis avanzar en la evaluación y tratamiento de tu sueño. También puedes llevar este libro, si consideras que puede ser útil.

Una de las cosas que te recomiendo, antes de que vayas a ver a tu MF/MAP, es que no te centres excesivamente en «otra» enfermedad dolencia, medicación o sustancia. Eso no significa que estos temas deban ser excluidos de la conversación, puesto que son muy importantes y, en parte, el motivo de tu visita, pero conviene que tú y el médico evitéis caer en la tentación de centraros exclusivamente en otra enfermedad o dolencia, sin salir de tu zona de confort. Otra razón de que diga esto es porque durante mucho tiempo el insomnio se ha considerado un síntoma secundario de otra enfermedad, y, aunque este criterio ha cambiado, al menos en términos de los algoritmos diagnósticos a los que me he referido cuando hemos hablado de la definición del insomnio, es posible que tu MF/MAP siga pensando eso. Recuerda que, cuando abordamos el diagnóstico del insomnio, entra en juego el término «explicar el insomnio de forma satisfactoria». Si el insomnio comenzó por la misma época que la «otra» dolencia o circunstancia y no ha sido resuelto de modo adecuado, es posible que la otra «enfermedad» explique el insomnio y requiera ser investigada a fondo. En caso contrario, es preciso analizar, evaluar y tratar el insomnio como tal desde el principio, si bien después de una valoración del impacto que pueda tener este curso sobre esa enfermedad o dolencia, y a la inversa.

Cómo localizar a un buen especialista en medicina conductual del sueño

Buena parte de lo que voy a decir en esta última sección del libro depende de dónde vivas, tanto en cuanto al número de especialistas que hay en esa zona como a la garantía de que están debidamente cualificados y/o tienen la adecuada experiencia.

Seré sincero sobre esto desde el principio: localizar a un especialista en medicina conductual del sueño (MCS) os resultará complicado a ti y a tu MF/MAP. El motivo, lamentablemente, es que la especialidad de MCS es una profesión en gran parte indefinida. Aunque en Estados Unidos, Australia y Europa han hecho importantes avances en términos de estandarizar la formación de MCS e identificar posibles oportunidades profesionales para especialistas en MCS durante los últimos años, aún queda mucho por hacer.

Internet es una herramienta muy útil en este caso, puesto que localizar a un buen especialista en MCS requiere cierta labor de investigación. Aunque la mayoría de los especialistas en MCS están debidamente acreditados (en todo caso, deberían estarlo y tú debes asegurarte de ello), y regulados por un colegio profesional, bajo una especialidad específica (por ejemplo, medicina, psicología, psiquiatría, enfermería, matronas o asistencia social), no es probable que estén licenciados únicamente en MCS.

Si alguien dice que está licenciado únicamente en MCS, yo lo considero una señal de alarma. No sugiero que salgas corriendo del consultorio, pero yo me informaría más sobre la formación y la experiencia de esa persona antes de dedicarle tiempo y pagar por sus servicios.

¿Cómo calibrar la calidad de su formación?

¿Cómo puedo determinar si la formación del especialista es buena? De nuevo, aquí es donde debes hacer cierta labor de investigación. Existen unos excelentes cursos de formación en TCC-I (que yo no imparto). La clave consiste en averiguar quién dirigió el curso e informarse sobre esa persona así como sobre el contenido del curso de formación. No creas a pies juntillas lo que ponga en la web donde se anuncia esa persona, sino que debes investigar más a fondo.

Lo primero que compruebo es si el instructor ha publicado algunos artículos, concretamente sobre el tema de TCC-I, en revistas científicas. Comprobarás que la mayoría, si no todos, de los «abuelos y abuelas» de la TCC-I han publicado numerosos artículos sobre el tema. Cuando te hayas asegurado de que el especialista en MCS ha asistido a un reconocido y reputado curso de formación, pídele que te muestre algunos informes o, mejor aún, que te presente a un antiguo paciente. Esto quizá no sea posible debido al problema de la confidencialidad, pero no pierdes nada por intentarlo. Yo tengo varios pacientes que están más que dispuestos a hablar de su tratamiento con alguien que piensa emprender el curso completo de seis-ocho semanas de TCC-I, o una versión abreviada, como esta, conmigo.

La razón de que insista tanto en esto se debe a dos razones. En primer lugar, quiero que las personas mejoren con la TCC-I, incluyendo cursos como este. La TCC-I funciona, en términos generales, pero si no se aplica de modo correcto la persona que recibe el tratamiento probablemente no dirá que sea culpa de un terapeuta incompetente —puesto que, en muchos casos, ¿cómo vamos a saberlo?—, sino de una terapia ineficaz.

La otra razón, ligada a la primera, es que un terapeuta incompetente nos da mala fama a todos los especialistas en medicina conductual del sueño. Recuerdo que, hace más o menos un año, un

MF/MAP me llamó muy disgustado, despotricando contra todos los especialistas en MCS. Tenía un paciente que había visitado privadamente a un «terapeuta» de TCC-I (que no era yo, dicho sea de paso) para someterse a un tratamiento de TCC-I. El paciente iba en una silla de ruedas, pero el «terapeuta» le aplicó el tratamiento «tradicional» completo de control de estímulos, que comportaba que el paciente debía levantarse de la cama y trasladarse a otra habitación 15 minutos después de haberse despertado. Una estupidez sin paliativos.

La buena noticia es que, hace unos años, la European Sleep Research Society (ESRS) creó un examen, que, si lo apruebas, te autoriza a utilizar el título de somnólogo: experto en medicina conductual del sueño. Aunque este título no se centra solo en medicina conductual del sueño, y por tanto es posible que te encuentres con un somnólogo que no trata con insomnio, es probable que, aunque este no practique la TCC-I, te recomiende a alguien que pueda ayudarte. Aunque determines que tu problema de sueño no es insomnio, el somnólogo podrá ayudarte o te recomendará un especialista en el problema de sueño que padeces. La ESRS publica en su web una lista de somnólogos titulados, y si vives en Europa opino que ese es el mejor punto de partida.

Asimismo, en Estados Unidos existe la Society for Behavioural Sleep Medicine (SBSM), que dispone también de una lista de especialistas cualificados. Con respecto a otros lugares del mundo, en la mayoría de los países existe una Sociedad del Sueño y una Sociedad de Odontología del Sueño, y ese debería ser su punto de partida.

ECOSISTEMA DIGITAL